Python

医学实用统计分析

主　编　潘兴强　陈根浪

副主编　魏　晟

编　委（按姓氏汉语拼音排序）
陈　奕（宁波市疾病预防控制中心）
陈根浪（浙大宁波理工学院）
丁克琴（宁波市疾病预防控制中心）
胡杰文（卡内基梅隆大学）
雷志群（华中科技大学）
梁　辉（浙江省疾病预防控制中心）
吕轶凡（浙大宁波理工学院）
马　瑞（宁波市疾病预防控制中心）
潘兴强（宁波市疾病预防控制中心）
宋光慧（浙大宁波理工学院）
汤在祥（苏州大学）
魏　晟（华中科技大学）
许佳颖（中国科学院大学宁波华美医院）
杨天池（宁波市疾病预防控制中心）
张丹丹（宁波市疾病预防控制中心）

人民卫生出版社
·北　京·

图书在版编目（CIP）数据

Python 医学实用统计分析 / 潘兴强，陈根浪主编
. —北京：人民卫生出版社，2023.1
ISBN 978-7-117-34141-7

Ⅰ. ①P⋯ Ⅱ. ①潘⋯ ②陈⋯ Ⅲ. ①软件工具–程序
设计–应用–医学统计–统计分析 Ⅳ. ①R195.1-39
②TP311.561

中国版本图书馆 CIP 数据核字（2022）第 229388 号

| 人卫智网 | www.ipmph.com | 医学教育、学术、考试、健康，购书智慧智能综合服务平台 |
| 人卫官网 | www.pmph.com | 人卫官方资讯发布平台 |

Python 医学实用统计分析

Python Yixue Shiyong Tongji Fenxi

主　　编：潘兴强　　陈根浪
出版发行：人民卫生出版社（中继线 010-59780011）
地　　址：北京市朝阳区潘家园南里 19 号
邮　　编：100021
E - mail：pmph @ pmph.com
购书热线：010-59787592　　010-59787584　　010-65264830
印　　刷：北京顶佳世纪印刷有限公司
经　　销：新华书店
开　　本：787 × 1092　　1/16　　印张：16
字　　数：389 千字
版　　次：2023 年 1 月第 1 版
印　　次：2023 年 2 月第 1 次印刷
标准书号：ISBN 978-7-117-34141-7
定　　价：98.00 元

打击盗版举报电话：010-59787491　　E-mail：WQ @ pmph.com
质量问题联系电话：010-59787234　　E-mail：zhiliang @ pmph.com
数字融合服务电话：4001118166　　E-mail：zengzhi @ pmph.com

前　言

在互联网上有句流行语："人生苦短，我用 Python！" Python 是什么？作为一名非信息技术（information technology，IT）领域的卫生专业技术人员，我的理解是：Python 是一种通用编程语言，可以做很多事情，如机器学习、数据分析、网站开发和运维等。用于医学统计分析的软件已有 SAS、STATA、SPSS 和 R 等，为什么还要 Python 呢？第一，Python 可以免费使用；第二，它在数据处理、清洗和机器学习等方面有一定优势，尤其在数据前期处理方面可以节省大量时间。

对医学领域工作者而言，编程是一件"痛苦"的事情。尽管 Python 是公认的较为接近自然语言的编程语言之一，被普遍认为是较好学习的通用编程语言，但是面对 Python 编程基础书籍，很多人仍然望而却步。此外，有关数据清理和机器学习等方面的书籍和资料非常丰富，但是在医学统计学领域，数据分析多是为了从样本推断总体，而介绍 Python 在这方面应用的相关书籍较少。因此，我们编写了这本《Python 医学实用统计分析》，以帮助医学领域工作人员学习、掌握此编程语言。

本书主要介绍与数据分析有关的语法基础，针对性强，帮助读者快速入门，譬如在第 2 部分重点介绍了 Python 最基础的语法、特征以及数据分析所需要的一些基本语法。Python 可以通过多个库、多种方法实现相同目的，如实现线性回归可以用 sklearn、statsmodels 等库，实现生存分析可以使用 lifelines、pysurvival、statsmodels 等库，并且存在很多代码不统一的情况，这会给初学者带来困惑。针对这个问题，本书主要使用 Scipy 库来实现假设检验，使用 statsmodels 库来拟合统计模型，并且尽量使用简洁的代码来完成数据分析，譬如在第 7 部分中介绍了利用 Pandas 库同步完成数据清洗和统计图绘制，减少代码书写量，提高数据分析效率。

本书的编写突出实用性，注重数据前期处理与医学统计分析相结合；按照资料类型介绍统计学方法，有利于读者在实际数据分析中快速查找对应的统计学方法；在介绍每种统计方法时，强调适用条件，提供最完整的代码，注重统计结果的解释，突出实用性和可操作性，以达到降低数据分析难度的目的。

第 1、2 部分主要介绍 Python 的安装与环境配置、Jupyter Notebook 的使用方法以及 Python 的基本语法。书中推荐了最简便的 Python 安装和 Jupyter Notebook 使用方法，读者可根据内容提示，花较少的时间快速入门；提供了较为详细的 Python 环境配置、Jupyter Notebook 使用的方法等，想进一步深入了解的读者可以详细阅读。第 3~6 部分主要介绍数据集创建与清洗的相关代码与技巧，读者可以按书中的代码逐行输入，体会 Python 语言的特点，掌握数据集创建等基本方法。其中，通过网络爬虫创建数据集部分虽然只介绍了网络爬虫的入门方法，但也能实现爬取一些网站的有用数据。第 7~14 部分主要介绍数据描述与可视化，以及医学统计学方法与模型拟合等内容，每部分代码都是独立的，读者可以根据需要查阅，可以按照书中的代码"依葫芦画瓢"实现统计分析。

本书提供了部分案例数据，读者可以扫描二维码下载，练习代码的使用。需要说明的是，本书使用的 Python 版本为 3.8，Pandas 库版本为 1.3.5，Scipy 库版本为 1.7.3，Matplotlib 库版本为 3.5.0，Statsmodels 库版本为 0.13.0，建议读者使用不低于此版本的 Python 和相关库运行此代码。此外，Windows 用户在读取文件路径时需要在路径前添加"r"或在路径中使用"\\"（详见 3.4.1　Pandas 读取 Excel 数据）。

本书可以作为高等院校师生的医学统计学教材，从事数据分析和数据管理工作人员的参考用书，以及医学领域科研人员、卫生专业技术人员的统计学工具书。

Python 医学实用统计分析数据下载说明

最后，感谢宁波市疾病预防控制中心许国章教授及浙大宁波理工学院对本书的支持，感谢宁波市疾病预防控制中心慢性非传染性疾病防制所提供案例数据，感谢各位编委对本书编写工作的辛勤付出。由于编者水平有限，编写时间仓促，书中难免存在一些疏漏和不足的地方，敬请广大读者提出宝贵意见。

潘兴强

2022 年 10 月

目　录

1 Python 简介与安装 ………………………………………………… 1

1.1 Python 的优点 ………………………………………………… 1

1.2 Python 的安装与配置 ………………………………………… 2

    1.2.1 Windows 系统下的安装与配置 ………………………… 3

    1.2.2 Mac 系统下的安装与配置 ……………………………… 6

    1.2.3 Linux 系统下的安装与配置 …………………………… 6

1.3 Anaconda 的使用方法 ………………………………………… 6

    1.3.1 打开命令行终端 ………………………………………… 6

    1.3.2 更新软件下载渠道 ……………………………………… 6

    1.3.3 创建 conda 虚拟环境 ………………………………… 7

    1.3.4 安装软件库 ……………………………………………… 7

    1.3.5 conda 常用命令合集 ………………………………… 7

1.4 Jupyter Notebook ……………………………………………… 8

    1.4.1 打开 Jupyter Notebook ……………………………… 9

    1.4.2 Jupyter Notebook 界面 ……………………………… 9

2 Python 语言基础与重要的库 ……………………………………… 16

2.1 Python 快速入门 ……………………………………………… 16

    2.1.1 第一个 Python 程序 …………………………………… 16

    2.1.2 Python 的缩进 ………………………………………… 17

    2.1.3 查询帮助文件 …………………………………………… 17

    2.1.4 Tab 键自动补全代码 …………………………………… 18

2.2 Python 语法基础 ……………………………………………… 18

    2.2.1 变量和数据类型 ………………………………………… 18

    2.2.2 运算符 …………………………………………………… 19

    2.2.3 列表、元组和字典 ……………………………………… 21

    2.2.4 函数 ……………………………………………………… 21

2.3 重要的 Python 库 ……………………………………………… 22

3　数据集创建 ·· 24

　3.1　NumPy 多维数组对象 ································· 25

　　3.1.1　NumPy 数组属性 ······························· 25

　　3.1.2　NumPy 数组创建 ······························· 27

　　3.1.3　NumPy 切片和索引 ··························· 30

　3.2　Pandas 数据结构 ······································· 32

　　3.2.1　Series（一维数据） ··························· 32

　　3.2.2　DataFrame（二维数据） ····················· 33

　　3.2.3　NumPy 与 Pandas 转换 ····················· 36

　3.3　数据取值与选择 ·· 36

　　3.3.1　Series（一维数据） ··························· 36

　　3.3.2　DataFrame（二维数据） ····················· 38

　3.4　数据读取与存储 ·· 41

　　3.4.1　Pandas 读取 Excel 数据 ····················· 41

　　3.4.2　Pandas 读取 CSV 文件 ······················· 42

　　3.4.3　Pandas 读取 Txt 数据 ······················· 43

　　3.4.4　Pandas 读取 SAS、Stata 和 SPSS 数据 ······ 45

　　3.4.5　存储数据 ····································· 46

4　基本数据管理 ·· 47

　4.1　数据基本信息与结构查看 ····························· 47

　4.2　创建新变量 ··· 49

　4.3　变量重命名 ··· 50

　4.4　数据类型转换 ·· 52

　　4.4.1　基本数据类型转换 ····························· 52

　　4.4.2　时间日期数据类型转换 ······················· 53

　4.5　数据排序 ·· 56

　　4.5.1　按索引标签排序 ······························· 56

　　4.5.2　按列值排序 ··································· 57

　4.6　缺失值处理 ··· 58

　　4.6.1　缺失值判断 ··································· 58

　　4.6.2　缺失值删除 ··································· 60

　4.7　缺失数据填补 ·· 62

　4.8　重复数据处理 ·· 63

　4.9　数据集的合并 ·· 65

4.9.1　merge() 方法 ··· 65

4.9.2　concat() 方法 ··· 67

4.9.3　join() 方法 ·· 70

4.10　数据集取子集 ·· 72

4.10.1　直接选择 ·· 72

4.10.2　loc() 函数选取子集 ·· 73

4.10.3　iloc() 函数选取子集 ·· 74

4.11　数据分组 ··· 75

4.11.1　groupby() 函数 ··· 75

4.11.2　cut() 和 qcut() 函数 ··· 77

4.12　melt() 函数 ·· 80

4.13　数据集更新 ·· 81

4.13.1　replace() 函数 ·· 81

4.13.2　update() 函数 ··· 81

4.14　数据集比较 ·· 83

5　高级数据管理 ·· 86

5.1　控制流 ··· 86

5.1.1　条件（分支）语句 ··· 86

5.1.2　循环结构 ··· 88

5.2　函数 ·· 91

5.2.1　pandas 函数 ·· 91

5.2.2　lambda 函数 ·· 95

5.3　向量化字符串操作 ·· 96

5.4　正则表达式 ·· 100

6　网络数据采集 ·· 105

6.1　初识爬虫 ·· 105

6.2　http 协议与 url ·· 106

6.2.1　http 请求 ·· 107

6.2.2　http 响应 ·· 107

6.3　网页结构 ·· 108

6.3.1　HTML 标签 ··· 108

6.3.2　HTML 属性 ··· 109

6.4　Requests 库 ··· 109

　　　6.4.1　获取网页 ·· 109

　　　6.4.2　POST 请求 ··· 111

　　6.5　BeautifulSoup 库 ·· 111

　　　6.5.1　BeautifulSoup 对象 ···································· 111

　　　6.5.2　BeautifulSoup 标签 ···································· 113

　　　6.5.3　遍历节点 ·· 114

　　　6.5.4　方法选择器 ·· 115

7　资料类型及展示 ·· 117

　　7.1　资料类型 ··· 117

　　7.2　统计描述 ··· 118

　　　7.2.1　定量资料 ·· 118

　　　7.2.2　定性资料 ·· 123

　　7.3　数据透视表 ··· 124

　　7.4　表格重塑 ··· 125

　　7.5　绘制图形 ··· 129

　　　7.5.1　绘制图形的基本步骤 ···································· 129

　　　7.5.2　常见统计图 ·· 130

　　　7.5.3　子图绘制 ·· 139

　　　7.5.4　金字塔图 ·· 140

　　　7.5.5　其他图形绘制 ·· 142

8　定量资料统计方法 ·· 143

　　8.1　单样本资料与已知总体参数比较 ····························· 143

　　　8.1.1　单样本资料的 t 检验 ··································· 143

　　　8.1.2　Wilcoxon 符号秩和检验 ································· 144

　　8.2　两组资料之间的比较 ·· 145

　　　8.2.1　配对 t 检验 ·· 145

　　　8.2.2　配对设计资料的非参数检验 ······························ 147

　　　8.2.3　两组独立样本的 t 检验 ································· 148

　　　8.2.4　两组资料的非参数检验 ·································· 149

　　8.3　两组以上资料比较 ··· 150

　　　8.3.1　方差分析 ·· 150

　　　8.3.2　Kruskal-Wallis H 检验 ······························· 153

　　8.4　相关分析 ··· 154

8.4.1　直线相关分析 ·· 154

8.4.2　秩相关 ·· 157

8.5　线性回归分析 ·· 158

8.5.1　基本原理 ·· 158

8.5.2　应用条件 ·· 159

8.5.3　线性回归分析的 Python 实现 ···································· 159

9　分类资料数据分析　162

9.1　卡方检验 ·· 162

9.1.1　四格表资料的卡方检验 ··· 162

9.1.2　R×C 列联表资料的卡方检验 ···································· 163

9.1.3　卡方检验的选用 ·· 163

9.1.4　卡方检验的 Python 实现 ·· 164

9.2　Fisher 确切概率法 ·· 166

9.2.1　Fisher 确切概率法使用条件 ···································· 166

9.2.2　Fisher 确切概率法的 Python 实现 ··························· 166

9.3　配对卡方检验 ·· 167

9.3.1　配对卡方检验使用条件 ··· 168

9.3.2　配对卡方检验的 Python 实现 ··································· 168

9.4　多个相关样本的非参数检验（Cochran Q 检验） ··················· 169

9.4.1　Cochran Q 检验的 Python 实现 ······························· 169

9.5　趋势卡方检验 ·· 170

9.5.1　趋势卡方检验的 Python 实现 ··································· 170

10　多重线性回归　172

10.1　多重线性回归分析 ·· 172

10.1.1　多重线性回归模型简介 ·· 172

10.1.2　多重线性回归使用条件 ·· 173

10.1.3　资料格式 ·· 174

10.1.4　多重线性回归分析的 Python 实现 ···························· 174

10.2　自变量筛选 ·· 176

10.2.1　逐步回归分析的 Python 实现 ··································· 177

10.3　多重共线性和回归诊断 ·· 181

10.3.1　共线性诊断 ·· 181

10.3.2　模型诊断 ·· 182

11 logistic 回归 184
  11.1 二分类 logistic 回归 184
    11.1.1 二分类 logistic 回归的使用条件 185
    11.1.2 资料格式 185
    11.1.3 logistic 回归的 Python 实现 185
    11.1.4 广义线性模型 192
  11.2 有序 logistic 回归 195
    11.2.1 资料格式 196
    11.2.2 有序多分类 logistic 回归的 Python 实现 196
  11.3 无序多分类 logistic 回归 199
    11.3.1 资料格式 200
    11.3.2 多分类无序 logistic 回归的 Python 实现 200
  11.4 条件 logistic 回归 203
    11.4.1 资料格式 203
    11.4.2 条件 logistic 回归的 Python 实现 204

12 Poisson 回归 207
  12.1 Poisson 回归的应用条件 207
  12.2 资料格式 208
  12.3 利用广义线性模型实现 Poisson 回归 212

13 生存分析 214
  13.1 基本概念 214
    13.1.1 生存时间 214
    13.1.2 生存时间资料的类型 215
    13.1.3 生存概率、生存率与风险函数 215
  13.2 生存分析研究的主要内容 215
  13.3 生存率的估计与组间比较 216
  13.4 中位生存时间与生存曲线 217
  13.5 Cox 比例风险模型 219
    13.5.1 Cox 模型简介 220
    13.5.2 Cox 模型分析的资料格式 221
    13.5.3 Cox 模型分析的 Python 实现 221
    13.5.4 Cox 模型分析注意事项 224

14 时间序列分析 ·· 225

14.1 时间序列的预处理 ·· 225

14.1.1 平稳性检验 ··· 226

14.1.2 纯随机性检验 ·· 226

14.2 平稳时间序列建模 ·· 226

14.3 非平稳时间序列预处理 ··· 227

14.4 ARIMA 模型 ··· 228

14.4.1 资料格式 ·· 228

14.4.2 ARIMA 模型的 Python 实现 ·· 229

14.5 季节性 ARIMA 模型 ·· 237

1 Python 简介与安装

主要内容

- 为何要使用 Python
- Python 的安装与配置
- Jupyter Notebook 的使用

Python 是一种广泛使用的解释型、高级和通用的编程语言,应用领域非常广泛,可以用于网站开发、运维、网络爬虫、大数据及云计算、人工智能、数据分析等。近年来,越来越多的数据科学家开始使用 Python 编程语言进行数据分析,它已经成为数据分析领域最流行的工具之一。

1.1 Python 的优点

Python 的创始人吉多·范罗苏姆说过这样一句话:"Life is short, you need Python",翻译为中文就是在互联网上广为流传的 "人生苦短,我用 Python"。对于信息技术(IT)专业人员来说,它高效且功能强大;对于数据分析者来说,它是一把 "利剑"。

在统计分析领域,已有 SAS、SPSS 和 STATA 等商业统计软件和 R 等开源软件且受到医学研究者、学生和医学工作者等的欢迎,而 Python 在数据分析领域功能强大,且发展速度快,流行程度逐年上升,已成为热门的数据分析语言(软件)之一。随着健康大数据产业的发展,人们对数据相关的 IT 技术和分析利用要求越来越高,亟须 Python 这样的编程语言来解决 "数据" 问题。笔者推荐使用 Python 进行医学数据分析除上述因素外还有以下几个原因:

(1)Python 是免费的开源软件,可以节省费用。

(2)具有非常强大的数据处理功能,如向量化字符串操作处理数据中的文本非常高效、便捷。

(3)具有数量庞大(≥1.3 万个)且功能完善的标准库和第三方库,使用范围非常广泛,如可以通过 rpy2 库直接调用 R 软件进行数据分析。

(4)Python 语言简单易学,掌握一点 Python 编程基础知识,就可以使用 Python 进行数据分析。

（5）语法优雅，程序编码简单易读。

（6）Python 网络爬虫效率非常高。在健康大数据的背景下，有利于开展信息流行病学等研究。

（7）Python 是强大的全功能跨平台编程语言，几乎不需要做改动就可以在 Windows、MacOS 以及 Linux 系统中运行。

（8）非常容易实现自动化，可以轻松编写程序生成规范的表格。

（9）具备高性能海量数据处理能力，能充分发挥电脑硬件的性能。

（10）有众多 Python 集成开发环境，如 Jupyter、Visual studio code、PyCharm、Spyder 等。

1.2 Python 的安装与配置

安装 Python 的方法很多，在数据分析领域，笔者推荐直接安装免费的 Anaconda。它是一个 Python 发行版，包含大量用于数据分析的库，并集成了 Jupyter Notebook 等开发环境。本书中的代码编写主要通过 Jupyter Notebook 完成。需单独安装 Python 解释器者可以通过官方网站下载并选择适用于自己操作系统的软件版本，其安装与普通软件安装相似，可按照提示逐步完成安装。安装过程中，Windows 用户需要注意勾选"Add Python to PATH"，即把 Python 添加到 Windows 环境变量中。

下面详细介绍 Anaconda 的安装与配置。

首先，从 Anaconda 官网下载适合电脑操作系统的软件版本（图 1-1）。

Individual Edition

Your data science toolkit

With over 25 million users worldwide, the open-source Individual Edition (Distribution) is the easiest way to perform Python/R data science and machine learning on a single machine. Developed for solo practitioners, it is the toolkit that equips you to work with thousands of open-source packages and libraries.

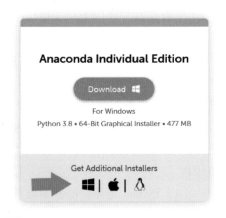

图 1-1 Anaconda 下载界面

一般情况下，系统会自动检测电脑操作系统推送适合的版本，如果有误，可自主选择适合操作系统的版本（图 1-2）。

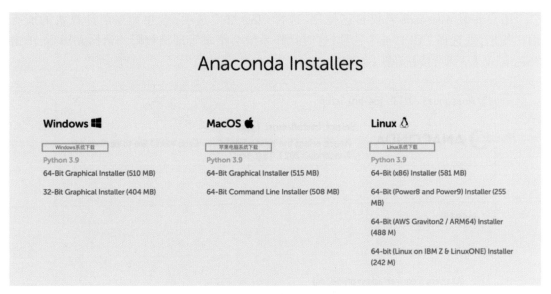

图 1-2　不同操作系统的 Anaconda 下载

1.2.1　Windows 系统下的安装与配置

下载好 Windows 系统对应版本的 Anaconda（文件名后缀为 ".exe"）后，就可以开始安装了。阅读 Anaconda 的安装协议条款后，单击 "I Agree" 按钮（图 1-3），进入下一步。

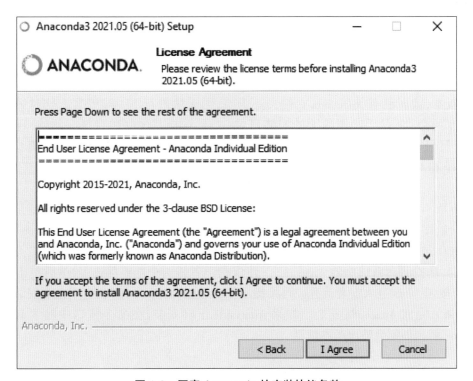

图 1-3　同意 Anaconda 的安装协议条款

用户安装 Anaconda 若仅自己使用,选择 "Just Me" 选项;若想让当前计算机的所有用户使用,则选择 "All Users" 选项,这时操作系统会请求管理员权限。选择完毕后,单击 "Next>"(下一步)按钮(图 1-4)。

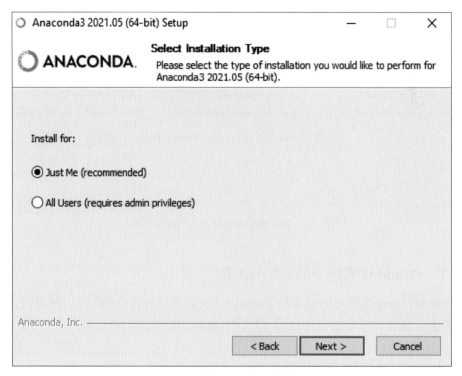

图 1-4 选择适用的用户范围

若 Anaconda 默认安装目录(如 C:\Users\username\Anaconda3)中曾经安装有 Anaconda 的早期版本,或者已有 Anaconda 文件夹不为空,则无法进行下一步安装。这时解决的方法通常有两个:一是手动删除旧的安装目录;二是选择其他安装目录。此外,还需要注意,安装目录不能有空格或中文字符,因为 Anaconda 暂时不支持间断性(含有空格)的安装路径和 Unicode 编码。在解决 Anaconda 安装路径的问题后,即可进入图 1-5 所示界面。

此界面有两个选项:第一个选项是将 Anaconda 的路径设置到系统的环境变量中。这个设置会给用户提供很多方便,如可以在任意命令行路径下启动 Python 或使用 conda 命令。第二个选项是将 Anaconda 作为默认的 Python 编译器,使用 PyCharm、Wing 等 IDE 开发环境时,可以自动检测到系统中的 Anaconda。建议初学者将两个选项都选上,然后单击 "Install(安装)"按钮,正式进入安装流程。再按提示依次单击 "Next>" 按钮,直至进入安装完成界面(图 1-6),完成 Anaconda 安装。如果 Anaconda 正确安装,在命令窗口中输入 Python 命令,Python 解释器则会输出版本信息。

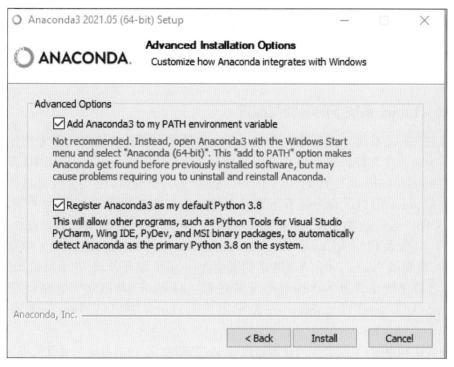

图 1-5 安装的高级选项

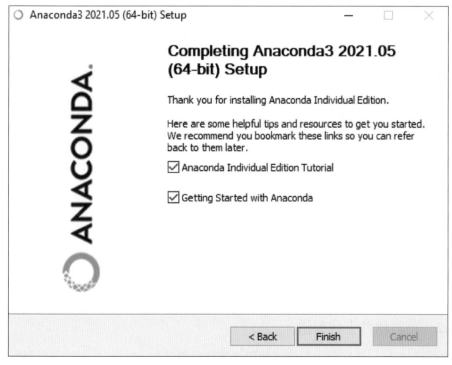

图 1-6 成功安装 Anaconda

1.2.2　Mac 系统下的安装与配置

下载好 Mac 系统对应版本的 Anaconda（文件名后缀为".pkg"），双击安装包，进入安装流程。安装过程与 Windows 系统下的安装相似，但建议选择在默认目录下安装。

1.2.3　Linux 系统下的安装与配置

下载好 Linux 系统对应版本的 Anaconda（文件名后缀为".sh"）。若未指定下载路径，Anaconda 下载文件将默认保存在用户家目录下的"Download"文件夹中（家目录的路径为"/home/username"，其中"username"为用户名）。通常，用"~"代替具体的家目录。在终端，可以用"ls"命令查看下载的文件。从文件名后缀".sh"可以看到，这是一个 shell 文件。运行这类文件，通常需要 bash（一个为 GNU 计划编写的 UNIX shell）来解释执行，其安装代码为：bash ~/Downloads/Anaconda3-2021.05-Linux-x86_64.sh。在安装过程中，需要按"Enter"（回车）键来翻阅读 Anaconda 服务条款，并手动输入"yes"确认同意，之后才能正式进入 Anaconda 安装过程。Anaconda 的默认安装路径是"/home/<username>/Anaconda3"（<username> 表示用户名，Linux 用户名不同，安装路径稍有不同）。

在安装快结束时，系统会询问是否通过 conda 来初始化 Anaconda 3，也就是将 Anaconda 的环境变量导入 PATH 中，输入"yes"后就可以直接在终端使用 ipython、spyder 等命令了。

最后，当屏幕显示"Thank you for installing Anaconda 3!"字样时，就表明 Anaconda 安装完毕了。

1.3　Anaconda 的使用方法

安装好 Anaconda 后，就可以使用 Jupyter Notebook 等 IDE 了（想快速进入编程操作的读者，可以直接阅读"1.4　Jupyter Notebook"部分）。Anaconda 主要通过命令终端进行操作。

1.3.1　打开命令行终端

在 Windows 系统中，在"开始"菜单"命令框"中输入"cmd"（或用快捷键"Win"+"R"）打开终端。

在 Mac 系统中，可以在任务栏直接点击终端（"Terminal"）图标打开命令行窗口，或"命令（Command）+ 空格"快捷键，输入终端搜索。

在 Linux 系统中，可以在任务栏直接点击"Terminal"图标打开一个命令行窗口，也可以通过"Win"键，输入"Terminal"搜索，或者用快捷键"Ctrl"+"Alt"+"T"打开。

1.3.2　更新软件下载渠道

用户可通过 Anaconda 官方渠道或使用清华软件源下载 Anaconda。可以在命令行终端，输入代码清单 1-1 来添加下载渠道，也可以通过输入"conda config --remove-key channels"命令来恢复默认下载渠道。

代码清单 1-1　Anaconda 添加下载渠道

```
conda config --add channels https://mirrors.tuna.tsinghua.edu.cn/Anaconda/pkgs/free/
conda config --add channels https://mirrors.tuna.tsinghua.edu.cn/Anaconda/pkgs/main/
conda config --set show_channel_urls yes
```

1.3.3　创建 conda 虚拟环境

在同一操作系统中开发多个项目时,常需要用到同一个包的不同版本,虚拟环境就是为简化多项目管理流程而设计出来的。利用 conda 虚拟环境可以搭建独立的 Python 运行环境,使得每个项目的运行环境互不影响。删除某个虚拟环境也不会影响其他环境运行。例如,Anaconda 中包含 3.9 版 Python,而用户想用 3.8 版 Python,就可以单独创建一个针对 3.8.5 版 Python 的虚拟环境,命名为 py38。

具体操作为在命令窗口输入代码 "conda create --name py38 python=3.8.5",点击回车键运行后就创建了名为 py38 的虚拟环境,Python 版本为 3.8.5,对应文件夹在 Anaconda 安装目录 envs 文件夹内。

创建成功后,可以查看当前所有虚拟环境,命令为 "conda env list";激活虚拟环境命令为 "conda activate py38";关闭虚拟环境命令为 "conda deactivate"。此外,还可以通过 "conda remove" 来删除虚拟环境,命令为 "conda remove --name your_env_name(虚拟环境名称)--all"。

1.3.4　安装软件库

Anaconda 虽然包含了大部分数据分析库(包),能满足大部分分析需求,但仍然有可能缺少用户需要的库,或者需要在新建虚拟环境后安装一些库。

在新环境中安装 Pandas 库的命令为 "conda install --name py38 pandas";同时安装多个库的命令为 "conda install --name py38 pandas matplotlib"。

安装过程中,输入 "y"(或接敲击回车键)表示同意安装。

安装完成后可以查看所有在 py38 虚拟环境中已安装的 Python 库,命令为 "conda list --name py38"。

1.3.5　conda 常用命令合集

使用 Anaconda 中常用的虚拟环境管理命令详见表 1-1。

表 1-1　conda 虚拟环境管理的常用命令

描　　述	命　　令
创建环境	conda create -n environment_name
创建指定版本 Python 下包含某些包的环境	conda create -n environment_name python=3.8 numpy scipy
激活环境	conda activate environment_name
退出环境	conda deactivate

续表

描　述	命　令
删除环境	conda remove -n environment_name --all
列出环境	conda env list
复制环境	conda create --name new_env_name --clone old_env_name

　　在安装库时,建议在固定的一个环境下进行,通过 conda 先进入特定环境(激活虚拟环境)再安装所需要的库,这样就不会出现把本该安装在 A 环境中的库安装在了 B 环境中。常用的安装相关命令见表 1-2。

表 1-2　conda 安装相关常用命令

描　述	命　令
安装库	conda install package_name
查看当前环境库列表	conda list
查看指定环境库列表	conda list -n environment_name
查看 conda 源中库的信息	conda search package_name
更新库	conda update package_name
删除库	conda remove package_name
清除无用的安装库	conda clean -p
清除 tar 库	conda clean -t
清除所有安装库及缓存	conda clean -y --all
更新 Anaconda	conda update anaconda

　　注意:如果在运行代码时程序报错,提示未找到模块,很可能是未安装相应模块所致,可以通过安装相应的库来解决。例如,爬虫部分会用到 BeautifulSoup4 库,Anaconda 可能没有包含该库,运行时就会报错,需要运行代码"conda install beautifulsoup4"安装该库,然后才能使用。

1.4　Jupyter Notebook

　　Jupyter Notebook 以网页形式打开,可以在网页页面中直接编写和运行代码,运行结果直接在代码块下显示。如果需要编写说明文档,可在同一个页面中直接编写,以便及时说明和解释。

　　Jupyter Notebook 功能强大,不仅可以执行 Python/IPython 语句(它是 Python 的交互式shell,可以自动补全代码等),还允许用户添加格式化文本、静态和动态的可视化图像、数学公式等。此外,Jupyter Notebook 编写的代码还可以保存,方便以后使用或供他人使用,Jupyter Notebook 文件名的后缀为".ipynb"。

1.4.1　打开 Jupyter Notebook

Anaconda 安装完成后，用户就可以使用了。Windows 用户可以在开始菜单找到 Anaconda 文件夹，在其中选择"Jupyter Notebook"（图标为 ○ ）打开程序。Mac 用户可以在"程序"中打开 Anaconda-Navigator 程序，然后在开始界面选择"Jupyter Notebook"打开程序；或者在命令窗口直接输入"jupyter notebook"后按回车键运行，即可在默认浏览器中打开 Jupyter Notebook。注意：如果要打开某虚拟环境配置，需要先用"conda activate"命令激活该虚拟环境，再输入"jupyter notebook"打开程序。如未指定虚拟环境，Jupyter Notebook 将基于默认的 base 虚拟环境运行。Jupyter Notebook 启动界面见图 1-7。注意：Jupyter Notebook 运行期间，不要关闭命令行终端窗口。

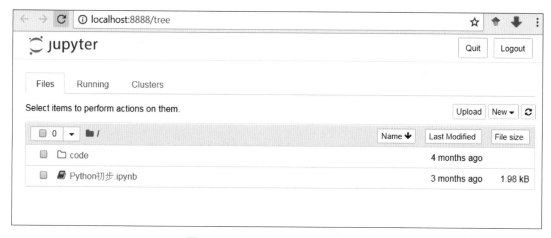

图 1-7　Jupyter Notebook 启动界面

打开 Jupyter Notebook 后，可以通过右上角的"New"菜单新建 Notebook，然后就可以输入命令了，点击"运行"或"Ctrl"+"Enter"键执行代码。

1.4.2　Jupyter Notebook 界面

接下来主要介绍 Jupyter Notebook 整个用户界面和不同 Notebook 模式下各 UI 元素的作用。用户界面由笔记本仪表板（Notebook Dashboard）和笔记本编辑器（Notebook Editor）两个组件所组成（图 1-8）。

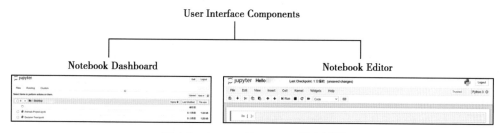

图 1-8　Jupyter Notebook 用户界面

1.4.2.1　Jupyter Notebook 仪表板

Jupyter Notebook 仪表板有文件（Files）、当前运行（Running）和 IPython parallel 支持集群（Clusters）3 个面板（集群现阶段使用频率较低,因此在此不做详细说明,想要了解更多信息者可以访问 IPython parallel 的官方网站）。

文件面板类似于文件浏览器,默认打开的文件目录是系统默认路径。可以通过点击目录来打开文件夹和文件,也可以点击路径标签直接进入特定文件目录（图 1-9）。

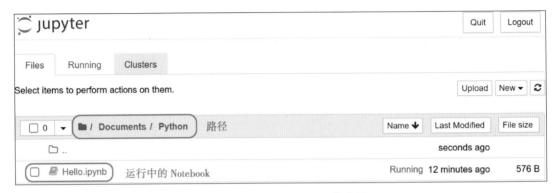

图 1-9　Jupyter Notebook 仪表板

当前运行面板主要展示当前正在运行中的终端和笔记本。注意: 仅关闭其界面是无法彻底退出程序的,需要在当前运行面板（Running）点击其对应的关闭"Shutdown"。

笔记本仪表板右上角处有"New"和"Upload"菜单,分别为新建笔记本和上传文件功能。初次使用 Jupyter Notebook 时,一般先通过"New"下拉菜单创建基于 Python 3 内核的笔记本（图 1-10）,开始编程。可以通过"Upload"菜单上传数据或 Notebook 等文件。

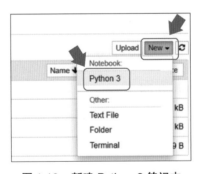

图 1-10　新建 Python 3 笔记本

1.4.2.2　Jupyter Notebook 编辑器

创建好或打开笔记本后,就可以在此界面编写代码了。该界面主要分为主菜单（Menubar）、工具栏（Toolbar）和编辑单元（Cell）部分,在右上角可以看到目前的编辑状态及所使用的内核（图 1-11）。

编辑单元是笔记本的核心,主要用于编写代码。编辑单元有编辑单元模式（Cell Mode）和编辑单元类型（Cell Type）两种属性（图 1-12）。其中,编辑单元模式又分为编辑模式（Edit Mode）和命令模式（Command Mode）。

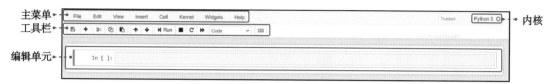

主菜单
工具栏
编辑单元
内核
File Edit View Insert Cell Kernel Widgets Help
Trusted
Python 3
Run
Code
In [ ]:

图 1-11　笔记本编辑器

Cell
Cell Mode
Cell Type
Edit mode
Command mode
Code
Markdown
Raw NBConvert

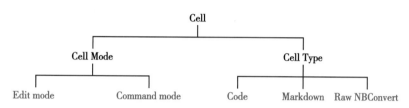

图 1-12　编辑单元模式与类型

（1）编辑模式：按照绿色单元格边框和编辑器区域显示的提示，当单元处于编辑模式时，可以用普通文本方式进行编辑（图 1-13 上图）。Jupyter Notebook 支持多个编辑单元重复编辑，但是在同一时间内只能有一个编辑单元处于编辑状态。变量在多个编辑单元之间是共享的，即定义变量的编辑单元只需执行 1 次即可。

（2）命令模式：左边界为蓝色，编辑器区域为灰色（图 1-13 下图），不能编写代码。可以通过“Esc”键或使用在“Cell”编辑器区域之外单击鼠标进入命令模式。

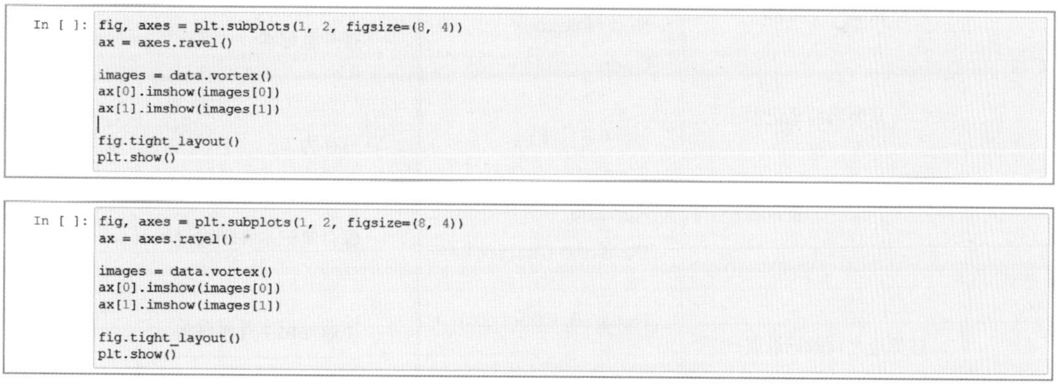

In [ ]: fig, axes = plt.subplots(1, 2, figsize=(8, 4))
ax = axes.ravel()
images = data.vortex()
ax[0].imshow(images[0])
ax[1].imshow(images[1])
fig.tight_layout()
plt.show()
In [ ]: fig, axes = plt.subplots(1, 2, figsize=(8, 4))
ax = axes.ravel()
images = data.vortex()
ax[0].imshow(images[0])
ax[1].imshow(images[1])
fig.tight_layout()
plt.show()

图 1-13　编辑单元编辑模式与命令模式

编辑单元除了编写代码外，还支持 Markdown 编写。Markdown 是一种“轻量级”标记语言，允许使用纯文本格式编写文档，并支持数学公式等编写。在命令模式下，在键盘上按“m”键可以切换为 Markdown 编写模式，按“y”键可以回到编辑模式。

1.4.2.3　Jupyter Notebook 用户菜单

笔记本编辑器户菜单中各用元素名称见图 1-14。

文件（File）菜单：包括一些基本的文件操作，如打开笔记本、保存、打印和下载等（图 1-15），其中保存记录点和还原记录点功能可以对不同时间的编辑版本进行管理。

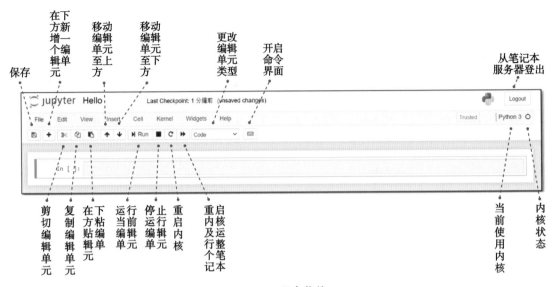

图 1-14　用户菜单

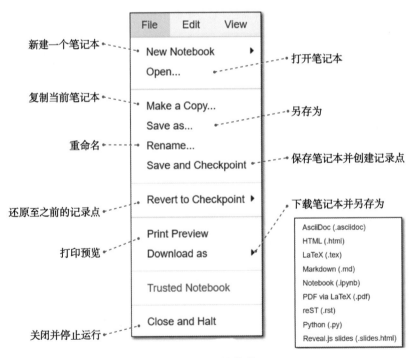

图 1-15　文件菜单

编辑（Edit）菜单：包括对编辑单元的剪切、复制、粘贴、移动、删除、查找、替换、分开、合并以及对元数据、附件的基本操作（图 1-16）。

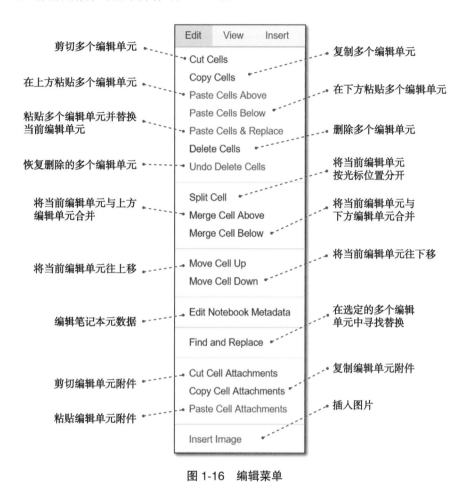

图 1-16　编辑菜单

查看（View）菜单：包括对笔记本档名、工具栏、行号和工具栏子项显示等操作（图 1-17）。

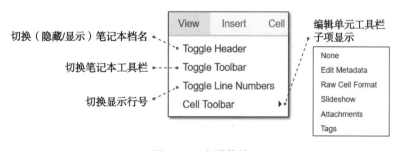

图 1-17　查看菜单

插入（Insert）菜单：包括在上 / 下方新建一个编辑单元的操作（图 1-18）。在命令模式下，可以通过在键盘上按 "a" 键在上方新建一个编辑单元，按 "b" 键在下方新建一个编辑单元。

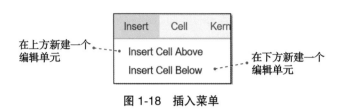

图 1-18　插入菜单

编辑单元（Cell）菜单：包括运行多个编辑单元、更改编辑单元类型和输出设置等操作（图 1-19）。

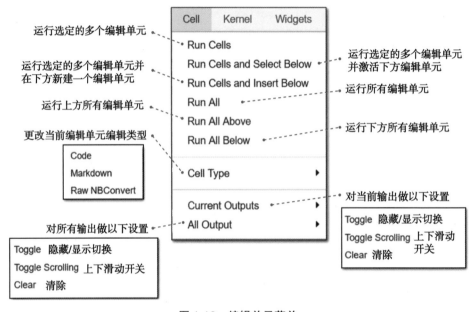

图 1-19　编辑单元菜单

内核（Kernel）菜单：包括对内核的重启、中断、关闭以及在不同内核间切换等操作（图 1-20）。

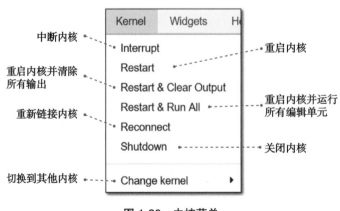

图 1-20　内核菜单

组件（Widgets）菜单：Jupyter Notebook 组件提供了可视觉化及控制数据变化的功能，包括保存、清除、下载笔记本状态，以及嵌入多个组件（图 1-21）。

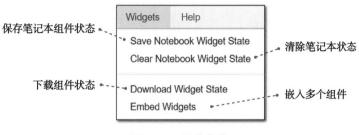

图 1-21　组件菜单

帮助（Help）菜单：提供在线参考文档，包括 Numpy、SciPy、Matplotlib、SymPy 和 Pandas 库等的帮助信息（图 1-22）。

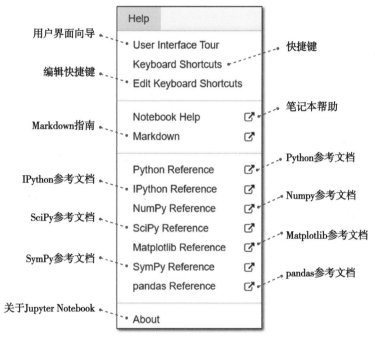

图 1-22　帮助菜单

2 Python 语言基础与重要的库

主要内容
- Python 快速入门
- Python 语言基础
- 重要的 Python 库

Anaconda 安装好后就可以开始编程了。本部分主要介绍 Python 最基本的语法、语言特点，以及与数据分析有关的一些重要库。

2.1 Python 快速入门

2.1.1 第一个 Python 程序

打开 Jupyter Notebook，就可以在编辑单元（Cell）中编写程序了，如输入命令：print（"hellow world"）# 第一个 Python 程序。点击"运行"或使用快捷键"Ctrl"+"Enter"（或"Shift"+"Enter"）运行程序。程序和结果详见图 2-1。

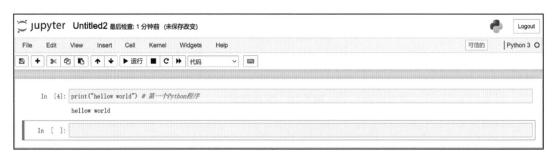

图 2-1　第一个 Python 程序

程序行中，# 号后的内容为该程序的注释。Python 中，单行注释以 # 开头。

注意：在 Jupyter Notebook 中，如果在每个编辑单元只输出一个命令结果，可以不使用 print 函数；如果要同时输出多个命令的结果，需要使用 print 函数（图 2-2）。

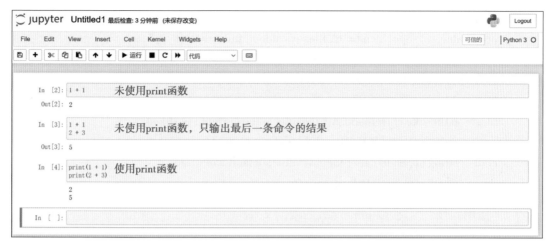

图 2-2　使用 print 函数输出多个结果

2.1.2　Python 的缩进

Python 使用空白字符（"Tab"键和 4 个空格）来组织代码（R 使用括号，SAS 使用分号）。在 Python 的流程控制语句、函数定义、异常处理等语句中，用行尾的冒号和下一行的缩进表示下一个代码块的开始，而缩进的结束则表示此代码块的结束。在其他编程语言中使用缩进多是为了提高可读性，而在 Python 中对代码缩进的要求非常严格，同一个级别代码块的缩进量必须一样，否则解释器会报 "SyntaxError" 错误。例如 if-else 语句（代码清单 2-1），冒号之后所有代码的缩进量必须相同，直到代码块结束为止。

代码清单 2-1　缩进示例

```
a = 5
if a > 3:
    print('Right')
else:
    print('Wrong')
```

2.1.3　查询帮助文件

Python 语言及其数据科学生态系统是根据用户需求而创建的，在编程过程中可以轻松获取帮助文件。

（1）使用 help() 函数获取 print 函数的帮助文件

命令：help(print)

输出结果：

Help on built-in function print in module builtins:

print(...)

  print(value, ..., sep=' ', end='\n', file=sys.stdout, flush=False)

Prints the values to a stream, or to sys.stdout by default.

Optional keyword arguments:

file: a file-like object (stream); defaults to the current sys.stdout.

sep: string inserted between values, default a space.

end: string appended after the last value, default a newline.

flush: whether to forcibly flush the stream.

（2）使用问号"？"获取 print 函数的帮助文件

命令：print?

输出结果：

Docstring:

print(value, ..., sep=' ', end='\n', file=sys.stdout, flush=False)

Prints the values to a stream, or to sys.stdout by default.

Optional keyword arguments:

file: a file-like object (stream); defaults to the current sys.stdout.

sep: string inserted between values, default a space.

end: string appended after the last value, default a newline.

flush: whether to forcibly flush the stream.

Type: builtin_function_or_method

2.1.4　Tab 键自动补全代码

在 Jupyter Notebook 中编写代码时，可以使用"Tab"键自动补全代码。这是个非常实用的技巧，可以提示接下来的可能代码，快速完成代码编写，节省时间。例如在导入库时，输入"import pan"，按"Tab"键可以自动补全"import pandas"。

2.2　Python 语法基础

2.2.1　变量和数据类型

2.2.1.1　变量赋值

在 Python 语言中，存储数据需要用到变量，变量的赋值通过等号（＝）来表示，这与数学中的赋值一样。例如"Age=18"中，Age 是变量名，18 是值。

2.2.1.2　变量的类型

变量可以存储不同类型的数据，并且不同类型变量可以执行不同的操作。Python 中常见变量的数据类型如图 2-3 所示。

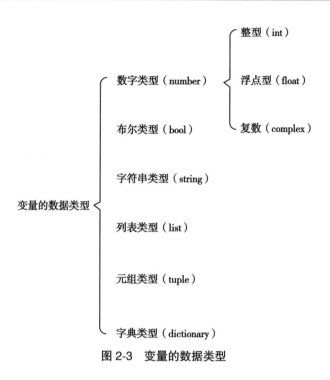

图 2-3　变量的数据类型

整型,如整数 15;浮点型,如小数 1.34;复数,如 3.14+1.28j;布尔类型仅有两个值,分别为 True 和 False;字符串,如"Python",必须用引号括起来,可以是单引号、双引号或三引号;列表、元组和字典详见 2.2.3。

2.2.2　运算符

运算符用于对变量和值进行操作变换。Python 语言支持算术运算符、赋值运算符、比较运算符、逻辑运算符、身份运算符、成员运算符和位运算符。常用运算符举例如下:

常用算术运算符包括加(+)、减(−)、乘(*)、除(/)、取模(%)、幂(**)、整除(//),使用方法详见代码清单 2-2。

代码清单 2-2　Python 常用算术运算符

```python
a = 2
b = 5
print(a + b) # 加法
print(b − a) # 减法
print(a * b) # 乘法
print(b / a) # 除法
print(a **3 ) # 幂
print(b % a) # 取模
print(b // a) # 整除
```

代码运行结果分别为：7、3、10、2.5、8、1、2。

常用比较运算符包括等于（==）、不等于（!=）、大于（>）、小于（<）、大于或等于（>=）、小于或等于（<=），使用方法详见代码清单2-3。如果条件成立则返回"True"，否则返回"False"。

代码清单2-3　Python 常用比较运算符

```
a = 2
b = 5
print(a == b)  # 检查两个操作数的值是否相等，如果是，则条件成立
print(a != b)  # 检查两个操作数的值是否不相等，如果是，则条件成立
print(a > b)  # 检查左操作数的值是否大于右操作数的值，如果是，则条件成立
print(a < b)  # 检查左操作数的值是否小于右操作数的值，如果是，则条件成立
print(a >= b)  # 检查左操作数的值是否大于或等于右操作数的值，如果是，则条件成立
print(a <= b)  # 检查左操作数的值是否小于或等于右操作数的值，如果是，则条件成立
```

代码运行结果分别为：False、True、False、True、False 和 True。

常用逻辑运算符包括逻辑与（and）、逻辑或（or）和逻辑非（not），使用方法详见代码清单2-4。

代码清单2-4　Python 常用逻辑运算符

```
a = True
b = False
print(a and b) # 逻辑与 (and)
print(a or b) # 逻辑或 (or)
print(not a) # 逻辑非 (not)
```

代码运行结果分别为：False、True、False。

常用位运算符包括按位与（&）、按位或（|）等，功能与逻辑运算符中的逻辑与（and）和逻辑或（or）相似，使用方法详见代码清单2-5。

代码清单2-5　Python 常用位运算符

```
a = True
b = False
print(a & b) # 按位与
print(a | b) # 按位或
```

代码运行结果分别为（和逻辑运算符结果一致）：False、True。

在使用运算符时需要注意各运算符的优先顺序：小括号 > 幂 > 乘除（*、/、//、%）> 按位符（按位与、按位或）> 比较运算符 > 逻辑运算符。

2.2.3　列表、元组和字典

2.2.3.1　列表（List）

列表是 Python 的一种常用数据结构，可以存储不同类型的数据。通过中括号把不同数据项括起来，用逗号分开，即可创建列表，并且列表中还可以包含列表，如代码清单 2-6 所示。

代码清单 2-6　列表示例

```
A = list[1,'a',1.5,[1,2]]
print(A)
```

输出结果为：list[1, 'a', 1.5, [1, 2]]。

2.2.3.2　元组（Tuple）

元组（Tuple）与列表类似，不同之处在于：元组的元素不能修改，列表的元素可以修改；元组使用小括号，列表使用中括号。通过小括号添加元素，并使用逗号分隔即可创建元组，如代码清单 2-7 所示。

代码清单 2-7　元组示例

```
B = ("a", 2 , 1.8)
print(B)
```

代码运行结果为：('a', 2, 1.8)。

2.2.3.3　字典

字典是一个无序、可变和有索引的集合。字典是以键（key）为索引的，键可以是任意不可变类型（immutable）数据，通常是字符串或数字。字典的每个键值对（如 "key:value"）用冒号分割，每个对之间用逗号 "," 分割，整个字典包括在大括号 "{}" 中，如代码清单 2-8 所示。

代码清单 2-8　字典示例

```
C = {'name': ' 张三 ', 'age': 18}
print(C)
```

代码运行结果为：{'name': ' 张三 ', 'age': 18}。

2.2.4　函数

函数是组织好、可重复使用的用来实现单一或相关联功能的代码段。函数能提高应用的模块化和代码的重复利用率。Python 提供了很多内建函数,如前面介绍的 print() 函数。用户还可以自己创建函数,即自定义函数,如代码清单 2-9 所示。

代码清单 2-9　自定义函数示例

```
def add(a, b):
    c = a + b
    return(c)
```

以代码清单 2-9 为例,自定义函数的特点与要求如下:

(1)函数代码块以"def"关键词开头,后接函数标识符即函数名和小括号"()",如 add(a, b) 中 add 为函数名。

(2)任何传入参数和自变量必须放在小括号内,小括号内可以用于定义参数,如 add(a, b) 中 a 和 b 为参数。

(3)函数内容以冒号起始,并且缩进。

(4)"return"表示结束函数,选择性地向调用方返回一个表达式或值。不带表达式的"return"相当于返回"None"。

创建好函数之后,就相当于有了一段具有某些功能的代码,想要让这些代码能够执行,还需要调用它。调用函数很简单,通过"函数名 ()"即可完成调用,如要调用代码清单 2-9 中的函数,只需输入命令"print(add(3,5))",代码运行结果为"8"。注意,在调用函数时必须先运行函数。

2.3　重要的 Python 库

使用 Python 的一个重要原因是它的第三方库功能非常强大。数据分析主要通过这些第三方库来实现。在此先对这些库做简要说明,后面会对其用法进行详细介绍。

(1)NumPy(Numerical Python):是 Python 中科学计算的基础包,其核心对象是 ndarray(封装了 Python 原生同数据类型的 n 维数组)。NumPy 具有快速数组处理能力,NumPy 数组用于存储和处理数据比内置 Python 数据结构效率高。大多数 Python 数值计算工具要么使用 NumPy 数组作为主要数据结构,要么可以与 NumPy 进行无缝交互操作。本书中很多内容是基于 NumPy 以及构建于其上的库来实现的。

(2)Pandas:是 Python 最重要的核心数据分析支持库,数据操作、准备、清洗功能非常强大。它使 Python 成了强大的数据分析工具。Pandas 具有 NumPy 的高性能数组计算能力、电子表格和关系型数据库的灵活数据处理能力,以高效的索引功能,使得切片、重塑、聚合和选取数据子集等操作变得简单容易。Pandas 的一个重要对象是 DataFrame,它源于 R 语言的"data.frame"对象,但是由于构建基础不同,R 语言不能调用它。DataFrame 是一个面向行列的二维表结构,类似 Excel 表格。本书中绝大多数数据库使用 DataFrame 进行构建分析。

(3)Matplotlib:是 Python 用于绘制图表和实现其他二维数据可视化的第三方库。它的绘图功能非常强大,与 Pandas 库结合可以快速按一定要求绘制图片。

（4）SciPy：是基于 NumPy 的科学计算库，主要用于数学、数据科学和工程学等领域。它是一组专门解决科学计算中各种标准问题域的包的集合，其中 scipy.stats 包主要用于统计描述和各种统计检验等。本书主要介绍使用它进行统计检验。

（5）Statsmodels：是一个重要的统计分析包，可提供许多统计模型，如线性回归、广义线性回归、logistic 回归以及时间序列模型等。本书主要介绍使用 Statsmodels 库拟合统计模型。

值得注意的是，在 Python 语法中，要使用某个库，必须先将其导入，然后才能使用，如代码清单 2-10 所示。这使得 Python 的语句看起来很长、很复杂。在实际上使用中，用户可以在进行统计分析前一次性导入需要的所有库，后面进行统计分析时就不需要再次导入了。本书为了尽量让每部分的代码保持完整性，以便读者可以直接按照代码清单运行出结果，在各案例分析中均写了导入库的命令。

代码清单 2-10　导入库示例

```
import numpy as np
import pandas as py
import matplotlib.pyplot as plt
from scipy import stats
from statsmodels.formula.api import glm
```

3 数据集创建

主要内容

- NumPy 基础
- Pandas 数据结构
- 数据取值与选择
- 数据读取与储存

统计分析的第一步通常是创建数据集,在 Python 中分为两个步骤:①选择一种数据结构来存储;②将数据输入或导入这个结构中。

Python 中有较多数据结构,如列表、元组和字典,以及 NumPy 库的数组和 Pandas 库的 DataFrame 等。本部分主要介绍 NumPy 的基础知识和 Pandas 创建数据集的相关内容。

NumPy 和 Pandas 都是数据处理的重要工具。NumPy 主要处理数组数据,Pandas 主要处理表格数据;NumPy 模块提供了一个强大的对象,称为 Array;Pandas 提供了一些强大的工具集,主要用于数据分析。本书的数据集创建主要通过 Pandas 完成,部分内容包含 NumPy 代码。

通常,Anaconda 集成开发环境中已经安装了 NumPy 和 Pandas,通过运行代码清单 3-1,可以查看对应的版本信息。

代码清单 3-1　查看 NumPy 和 Pandas 的版本信息

```python
import numpy
import pandas


# 查看 NumPy 版本
print(numpy.__version__)
# 查看 Pandas 版本
print(pandas.__version__)
```

代码运行结果如下:

1.21.2　Numpy 版本信息

1.3.3　Pandas 版本信息

3.1　NumPy 多维数组对象

NumPy 最重要的一个特点是其 N 维数组对象 ndarray，它是一系列同类型数据的集合，以 0 下标为开始进行集合中元素的索引。每个数组都有一个 shape（表示各维度大小的元组）和一个 dtype（用于说明数组数据类型的对象），如代码清单 3-2 所示。

代码清单 3-2　NumPy 的多维数组对象示例

```
import numpy as np

a = np.array([[1, 2, 3], [4, 5, 6], [7, 8, 9]])
print(a)
print(a.shape)
print(a.dtype)
```

代码运行结果如下：

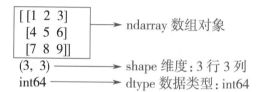

[[1 2 3]
 [4 5 6]
 [7 8 9]] ⟶ ndarray 数组对象

(3, 3) ⟶ shape 维度：3 行 3 列

int64 ⟶ dtype 数据类型：int64

创建 ndarray 对象只需调用 NumPy 的 array 函数即可：numpy.array(object, dtype=None, copy=True, order=None, subok=False, ndmin=0)。

各参数说明详见表 3-1。

表 3-1　创建 ndarray 对象的各参数说明

名称	描述
object	数组或嵌套的数列
dtype	数组元素的数据类型，可选
copy	对象是否需要复制，可选
order	创建数组的样式，C 为行方向，F 为列方向，A 为任意方向（默认）
subok	默认返回一个与基类类型一致的数组
ndmin	指定生成数组的最小维度

3.1.1　NumPy 数组属性

NumPy 数组的维数称为秩（rank），秩就是轴的数量，一维数组的秩为 1，二维数组的秩为 2，依此类推。在 NumPy 中，每一个线性的数组称为一个轴（axis），即维度（dimension）。

例如,二维数组相当于2个一维数组,其中第一个一维数组中每个元素又是1个一维数组。所以一维数组就是NumPy中的轴(axis),第一个轴相当于底层数组,第二个轴是底层数组里的数组。而轴的数量——秩,就是数组的维数。

很多时候可以声明axis。axis=0,表示沿着第0轴进行操作,即对每一列进行操作;axis=1,表示沿着第1轴进行操作,即对每一行进行操作(图3-1)。

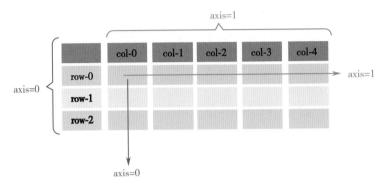

图 3-1　axis 坐标参数示意图

NumPy 数组中还有一些比较重要的 ndarray 对象,其属性见表 3-2。

表 3-2　NumPy 数组重要 ndarray 对象属性

属性	说明
ndarray.ndim	秩,即轴的数量或维度的数量
ndarray.shape	数组的维度,对于矩阵,n 行 m 列
ndarray.size	数组元素的总个数,相当于 .shape 中 n*m 的值
ndarray.dtype	ndarray 对象的元素类型
ndarray.itemsize	ndarray 对象中每个元素的大小,以字节为单位
ndarray.flags	ndarray 对象的内存信息
ndarray.real	ndarray 元素的实部
ndarray.imag	ndarray 元素的虚部
ndarray.data	包含实际数组元素的缓冲区,由于一般通过数组的索引获取元素,所以通常不需要使用这个属性

代码清单 3-3 为一个基本操作示例。

代码清单 3-3　NumPy 数组的基本属性

```
import numpy as np

# 生成 0 到 23 共 24 个元素的 array 对象
```

```
a = np.arange(24)
# 数组 a 的维度
print(a.ndim)
# 对一维数组进行重塑
b = a.reshape(2, 4, 3)
# 重塑后数组 b 的维度
print(b.ndim)
# 显示数组 b 数据
print(b)
# 显示数组 b 维度
print(b.shape)
# 显示数组 b 元素数量
print(b.size)
```

示例的代码中，np.arange 函数用于创建等差数组，使用频率非常高，arange 非常类似 Python 中的 range 函数，两者的区别仅在于 arange 返回的是一个数组，而 range 返回的是 list。示例代码创建了一个从 0 到 23 的一维数组，可以写为 np.arange（0, 24, 1），其中 0 为最小值，24 为最大值（不包含），1 为步长。使用 reshape（行, 列）函数对生成的等差一维数组进行重塑，得到一个三维数组。代码运行结果如下：

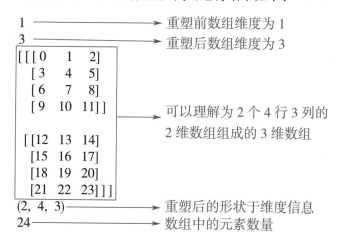

```
1 ——————————→ 重塑前数组维度为 1
3 ——————————→ 重塑后数组维度为 3
[[[ 0   1   2]
  [ 3   4   5]
  [ 6   7   8]
  [ 9  10  11]]     可以理解为 2 个 4 行 3 列的
                    2 维数组组成的 3 维数组
 [[12  13  14]
  [15  16  17]
  [18  19  20]
  [21  22  23]]]
(2, 4, 3) ——————————→ 重塑后的形状于维度信息
24 ——————————→ 数组中的元素数量
```

3.1.2 NumPy 数组创建

（1）直接创建 Ndarray 数组：Ndarray 数组除了可以使用底层 Ndarray 构造器来创建外，还可以通过以下方式。

1）用 numpy.empty 创建一个指定形状（shape）、数据类型（dtype）且未初始化的数组，命令格式为：numpy.empty(shape, dtype=float, order='C')。其中，shape 为数组形状；dtype 为数据类型；order 指在计算机内存中存储元素的顺序，有 C 和 F 两个选项，分别代表行优先和列优先。

2）用 numpy.zeros 创建指定大小的数组,数组元素用 0 填充,命令格式为:numpy. zeros(shape, dtype=float, order='C')。参数含义同 numpy.empty。

3）用 numpy.ones 创建指定形状的数组,数组元素用 1 填充,命令格式为:numpy. ones(shape, dtype=float, order='C')。参数含义同 numpy.empty。

具体使用方法如代码清单 3-4 所示。

代码清单 3-4　NumPy 数组的创建示例

```
import numpy as np

# 数组元素为随机值,因为未被初始化
x = np.empty([3, 3], dtype=np.float16)
print(x)
# 设置类型为整数
y = np.zeros([3, 3], dtype=np.int32)
print(y)
# 默认为浮点数
z = np.ones([3, 3])
print(z)
```

代码运行结果如下:

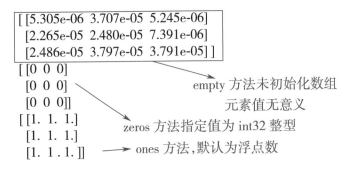

```
[[5.305e-06  3.707e-05  5.245e-06]
 [2.265e-05  2.480e-05  7.391e-06]
 [2.486e-05  3.797e-05  3.791e-05]]
[[0 0 0]
 [0 0 0]
 [0 0 0]]
[[1. 1. 1.]
 [1. 1. 1.]
 [1. 1. 1.]]
```

empty 方法未初始化数组
元素值无意义

zeros 方法指定值为 int32 整型

ones 方法,默认为浮点数

其中 empty 方法的数组元素为随机值,因为它们未初始化。

（2）从已有数组创建 NumPy 数组:Ndarray 数组还可以通过如下 3 种方法从其他数据类型转化而来。

1）用 numpy.asarray 将其他数据类型转换为 ndarray,命令格式为:numpy.asarray(a, dtype=None, order=None)。其中,a 为任意形式的输入参数,可以是列表、列表的元组、元组、元组的元组、元组的列表、多维数组;dtype 为数据类型;order 为在计算机内存中存储元素的顺序,有 C 和 F 两个选项,分别代表行优先和列优先。

2）用 numpy.frombuffer 实现动态数组,接受 buffer 输入参数,以流的形式读入转化成 ndarray 对象,命令格式为:numpy.frombuffer(buffer, dtype=float, count=-1, offset=0)。其中,buffer 可以是任意对象,会以流的形式读入;dtype 为返回数组的数据类型;count 为读取的数据数量,默认为 –1,读取所有数据;offset 为读取的起始位置,默认为 0。

3)用 numpy.fromiter 从可迭代对象中建立 ndarray 对象,返回一维数组,命令格式为:numpy.fromiter(iterable, dtype, count=–1)。其中,iterable 是可迭代对象;dtype 为返回数组的数据类型;count 是读取的数据数量,默认为 –1,读取所有数据。

从已有数组创建 NumPy 数组具体使用方法如代码清单 3-5 所示。

代码清单 3-5　从已有数组创建 NumPy 数组示例

```python
import numpy as np

# 将列表转换为 ndarray
x = [1, 2, 3]
a = np.asarray(x, dtype=float)
print(a)
# 将字符串转换为 ndarray, dtype='S1' 表示数组包含长度为 1 的字符串
s = b'Hello World'
b = np.frombuffer(s, dtype='S1')
print(b)
# 使用 range 函数创建列表对象
ls = range(5)
it = iter(ls)
# 使用迭代器创建 ndarray
c = np.fromiter(it, dtype=float)
print(c)
```

代码运行结果如下:

[1. 2. 3.]

[b'H' b'e' b'l' b'l' b'o' b' ' b'W' b'o' b'r' b'l' b'd']

[0. 1. 2. 3. 4.]

其中,frombuffer 方法的参数 buffer 是字符串的时候,Python3 默认"str"为 Unicode 类型,所以要转成 bytestring 需要在原"str"前加上"b"。

(3)从数值范围创建数组:主要使用如下 3 种方法。

1)用 numpy.arange 创建数值范围并返回 ndarray 对象,命令格式为:numpy.arange(start, stop, step, dtype)。其中,start 为起始值,默认为 0;stop 为终止值(不包含);step 为步长,默认值为 1;dtype 返回 ndarray 的数据类型,如果没有提供,则会使用输入数据的类型。

2)用 numpy.linspace 创建一个一维数组,当数组是等差数列构成时,命令格式为:numpy.linspace(start, stop, num=50, endpoint=True, retstep=False, dtype=None)。其中,start 为序列的起始值;stop 为序列的终止值;num 表示要生成的等步长样本数量,默认值为 50;

endpoint 的值默认为 True,且当 endpoint 为 True 时数列中包含 stop 值,否则不包含;retstep 的值如果为 True,生成的数组中会显示间距,否则不显示;dtype 表示 ndarray 的数据类型。

3)用 numpy.logspace 创建一个等比数列,命令基本格式为:numpy.logspace(start, stop, num=50, endpoint=True, base=10.0, dtype=None)。其中,start 为序列的起始值(base**start);stop 为序列的终止值(base**stop);num 为要生成的等步长的样本数量,默认值为 50;endpoint 的值默认为 True,且当 endpoint 为 True 时,数列中包含 stop 值,否则不包含;base 为对数 log 的底数;dtype 表示 ndarray 对象的数据类型。

具体使用方法如代码清单 3-6 所示。

代码清单 3-6　从数值范围创建 NumPy 数组示例

```
import numpy as np

# 设置了 dtype
x = np.arange(10, 20, 2, dtype=int)
print(x)
# 将 endpoint 设为 False,不包含终止值
y = np.linspace(10, 22, 6, endpoint=False)
print(y)
# 将数组 y 进行数据重塑
t = y.reshape([2, 3])
print(t)
# 将对数的底数设置为 2
z = np.logspace(0, 9, 10, base=2)
print(z)
```

其中,arange 方法的起始值为 10,终止值为 20,步长为 2;linspace 方法起始点为 10,终止点为 22,数列个数为 6,不包含终止点;logspace 方法将对数的底数设置为 2,从 0 次幂开始,直到 9 次幂,共 10 个数值,代码运行结果如下:

```
[10 12 14 16 18]          ——→ arange 方法,步长为 2
[10. 12. 14. 16. 18. 20.] ——→ linspace 方法,等差数列
[[10. 12. 14.]                ——→ 进行数据重塑
 [16. 18. 20.] ]             ——→ logspace 方法,等比数列
[ 1. 2. 4. 8. 16. 32. 64. 128. 256. 512.]
```

3.1.3　NumPy 切片和索引

Ndarray 对象的内容可以通过索引或切片来访问和修改,与 Python 中 list 的切片操作一样。Ndarray 数组可以基于 0 到 N 的下标进行索引,切片对象可以通过内置的 slice 函数,设置 start、stop 及 step 参数,从原数组中切割出一个新数组。使用方法如代码清单 3-7 所示。

代码清单 3-7　NumPy 切片和索引示例

```
import numpy as np

# 新建一个数组
a = np.arange(10)
print(a)
# 从索引 2 开始到索引 10 停止 ( 不包含 10),间隔为 2
s = slice(2, 10, 2)
print(a[s])
# 从索引 2 开始到索引 10 停止 ( 不包含 10),间隔为 2
b = a[2:10:2]
print(b)
# 从索引 6 开始到最后
print(a[2:])
# 新建一个数组
c = np.array([[1, 2, 3], [3, 4, 5], [4, 5, 6]])
# 第 2 列元素
print(c[:, 1])
# 第 2 行元素
print(c[1, :])
# 第 2 列及第 3 列所有元素
print(c[:, 1:])
```

在代码清单 3-7 中,首先通过 arange 函数创建 ndarray 对象。然后,设置切片的起始、终止和步长参数分别为 2、10 和 2,也可以通过冒号分隔切片参数 [start:stop:step] 进行切片操作。如果只放置一个参数,为 [2],表示将返回与该索引相对应的单个元素;为 [2:],表示该索引开始以后的所有项都将被提取;如果使用 2 个参数,如 [2:7],则提取 2 个索引(不包括停止索引)之间的项。多维数组同样适用上述索引提取方法,但要注意,维度之间使用逗号区分。代码运行结果如下:

```
[0 1 2 3 4 5 6 7 8 9]
[2 4 6 8]  ─────────→  slice(2, 10, 2)
[2 4 6 8]  ─────────→  a[2:10:2]
[2 3 4 5 6 7 8 9]  ──→  a[2: ]
[2 4 5]  ─────────→  c[:,1]
[3 4 5]  ─────────→  c[1,:]
[ [2 3]
 [4 5]  ─────────→  c[:,1:]
 [5 6] ]
```

3.2 Pandas 数据结构

在数据分析中，Pandas 最为常见，是医学、金融学、统计学等领域处理数据的最主要工具。它的主要数据结构为 series（一维数据）和 DataFrame（二维数据），其中 DataFrame 与 Excel 数据结构、R 中的 dataframe 相似。

3.2.1 Series（一维数据）

Pandas 的 Series 是一种类似一维数组的对象，由一组数据（可以保存任何数据类型）以及一组与之相关的数据标签（即索引）组成。Series 构造方法为：Pandas.Series（data=None, index=None, dtype=None, name=None, copy=False, fastpath=False）。其中各参数说明见表 3-3。

表 3-3　构建 Series 常见参数说明

名称	描述
data	一组数据（可以是 ndarray、Iterable、dict 或标量值）
index	数据索引标签，如果不指定，默认从 0 开始
dtype	数据类型，默认会自己判断
name	设置该 Series 名称
copy	是否拷贝数据

创建一个简单的 Series，如代码清单 3-8 所示。

代码清单 3-8　Series 示例

```
import pandas as pd

x = [–10, –20, –30]
print(pd.Series(x))
```

代码运行结果如下：

```
0   –10   索引
1   –20   ← 数据
2   –30
dtype: int64 ← 数据类型
```

Series 的表现形式为：索引在左，值在右。如果没有指定索引，则自动创建一个 0 到 N-1（N 为数据长度）的整数型索引。可以通过 Series 的 values 和 index 属性获取其数组表示形式（值）和索引对象，如代码清单 3-9 所示。

代码清单 3-9　Series 的 values 和 index 属性

```
import pandas as pd

x = [-10, -20, -30]
obj = pd.Series(x)
print(obj.values)
print(obj.index)
```

代码运行结果如下：

[-10 -20 -30]　　　　　数据的数组表示形式
RangeIndex(start=0, stop=3, step=1)　索引对象

3.2.2　DataFrame（二维数据）

Pandas 的 DataFrame 是一个表格型数据结构，含有一组有序的列，每列可以有不同的值类型（数值、字符串、布尔值等）。DataFrame 既有行索引也有列索引，可以被看作由 Series 组成的字典（共同使用一个索引），也可以理解为一个二维数组结构，类似二维数组，如图 3-2 所示。

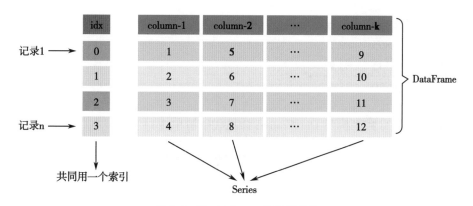

图 3-2　DadaFrame 的数据结构

DataFrame 的构造方法为：Pandas.DataFrame(data=None, index=None, columns=None, dtype= None, copy=None)。其中各参数说明见表 3-4。

构建 DataFrame 的方法有很多，比较常用的有由列表或 NumPy 组成的字典、Series 等方法构建。

（1）通过列表组成的字典构建 DataFrame：任何元素是字典的列表都可以构建 DataFrame，如代码清单 3-10 所示。

表 3-4　DataFrame 构造方法常见参数说明

名称	描述
data	一组数据（ndarray、series、map、lists、dict 等类型）
index	索引值，或者可以称为行标签
columns	列标签，默认为 RangeIndex（0, 1, 2, …, n）
dtype	数据类型
copy	是否拷贝数据

代码清单 3-10　通过列表组成的字典构建 DataFrame 示例

```python
import pandas as pd  # 导入 pandas 库

df = pd.DataFrame({'Patient':[' 患者 1',' 患者 2',' 患者 3'],
                'Height':[1.805,1.745,1.77],
                'Weight':[89.2,65.5,75.4]})
df
```

代码运行结果如下：

	Patient	Height	Weight
0	患者 1	1.805	89.2
1	患者 2	1.745	65.5
2	患者 3	1.770	75.4

（2）通过 NumPy 数组构建 DataFrame：详见代码清单 3-11。

代码清单 3-11　通过 NumPy 数组构建 DataFrame 示例

```python
import numpy as np
import pandas as pd

patients = np.dtype({'names': ['Patient', 'Height', 'Weight'],
                'formats': ['S5', 'float', 'float']}, align=True)
a = np.array([('P1001', 1.805, 89.2),
            ('P1002', 1.745, 65.5),
            ('P1003', 1.77, 75.4)], dtype=patients)
df = pd.DataFrame(a, columns=['Patient', 'Height', 'Weight'])
print(df)
```

代码运行结果如下：

	Patient	Height	Weight
0	b'P1001'	1.805	89.2
1	b'P1002'	1.745	65.5
2	b'P1003'	1.770	75.4

（列名、索引标注）

在代码清单 3-11 中，首先定义了数组各列的数据类型对象 patients，其中 "S5" 表示长度为 5 的字符串类型，然后将数组转换成 DataFrame，结果中 "Patient" 列字符串前面的字符 "b" 表示该字符串是按照字节类型存储的，各种存放类型说明见表 3-5。

表 3-5　DataFrame 中数据存放类型说明

名称	描述
u	表示对字符串进行 Unicode 编码，一般英文字符在各种编码下，基本都可以正常解析，所以可以不带 u；但是中文，必须表明所需编码，否则进行编码转换会出现乱码现象
r	表示非转义的原始字符串，主要在正则表达式（规避反斜杠等转义字符）和系统路径（规避地址路径中的反斜杠等转义字符）中使用
b	表示这是一个 bytes 对象，字符串存储为 Ascii 码，无法存储中文。Python3 中字符串 str 默认存储为 Unicode 编码，Python2 中存储为 bytes 类型，所以在 Python3 中用前缀 b 表示存储的是 bytes 类型

在 Python3 中，bytes 类型和 Unicode 编码 str 类型的互相转换方式是使用 str.encode('utf-8') 将字符串类型编码为 bytes 类型，使用 bytes.decode('utf-8') 将字节类型转换为 Unicode 编码字符串 str。

（3）通过单个 Series 对象构建 DataFrame，如代码清单 3-12 所示。

代码清单 3-12　通过单个 Series 对象构建 DataFrame 示例

```
import pandas as pd

s = pd.Series(range(2,20,4)) # 构建一个 series
df = pd.DataFrame(s,columns = ['num']) # 将列命名为 num
print(df)
```

代码运行结果如下：

```
   num
0   2
1   6
```

2　10

3　14

4　18

3.2.3　NumPy 与 Pandas 转换

NumPy 与 Pandas 是大数据分析中比较常用的两个数据分析库,在实际分析中,经常会遇到 NumPy 的 ndarray 数据结构与 Pandas 的 Series 和 DataFrame 数据结构之间的互相转换问题。使用 rand 函数生成一个 ndarray,并与 DataFrame 数据结构进行相互转换,见代码清单 3-13。

代码清单 3-13　NumPy 与 Pandas 的 DataFrame 转换示例

```
import numpy as np
import pandas as pd

mat = np.random.rand(3, 3) # 构建 ndarray
df = pd.DataFrame(mat) # 将 ndarray 数据转换为 DataFrame
print(df)
a = np.array(df) # 将 DataFrame 转换为 ndarray
print(a)
```

代码清单 3-13 中,用 Numpy 的随机函数生成随机数组,用 rand 函数根据给定维度生成 [0,1) 之间的数据(包含 0 但不包含 1)。代码运行结果如下所示:

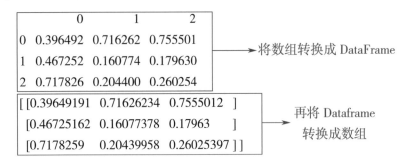

```
          0         1         2
0  0.396492  0.716262  0.755501
1  0.467252  0.160774  0.179630
2  0.717826  0.204400  0.260254
```
将数组转换成 DataFrame

```
[[0.39649191  0.71626234  0.7555012 ]
 [0.46725162  0.16077378  0.17963    ]
 [0.7178259   0.20439958  0.26025397]]
```
再将 Dataframe 转换成数组

3.3　数据取值与选择

3.3.1　Series(一维数据)

(1)通过指定索引的方式,读取 Series 中单个或一组数据,详见代码清单 3-14。

代码清单 3-14　指定 Series 的 index 读取数据示例

```
import pandas as pd

x = [-10, -20, -30]
obj = pd.Series(x, index=['a', 'b', 'c'])
print(obj)
print(obj['b'])
print(obj[['c', 'b', 'a']])
```

代码运行结果如下：

```
a   -10
b   -20
c   -30
dtype: int64
-20 索引 "b" 对应的单个值，不显示索引值
c   -30
b   -20    指定索引序列显示的对应值
a   -10
dtype: int64
```

（2）使用 key/value 对象，类似字典来创建 Series，将字典的 key 变成索引值，详见代码清单 3-15。

代码清单 3-15　将字典的 key 变成索引值示例

```
import pandas as pd

languages = {1: 'Python', 2: 'Java', 3: 'C++'}
obj = pd.Series(languages)
print(obj)
print(obj[2])
```

其中，"obj[2]" 是根据索引值读取数据。

代码运行结果如下：

```
1    Python
2    Java       将字典的 key："2" 变成索引值
3    C++
dtype: object
Java
```

3.3.2　DataFrame（二维数据）

Pandas 可以使用 loc 方法通过索引返回指定行的数据，如果没有设置索引，第一行索引为 0，第二行索引为 1，依此类推；也可以使用列表 / 数组的切片（slice）方式获取 DataFrame 中的数据，如代码清单 3-16 所示。

代码清单 3-16　获取 DataFrame 中的某几行或某几列示例

```
import pandas as pd

data = {
    'Python': [100, 200, 300],
    'Java': [400, 500, 600],
    'C++': [700, 800, 900]
}
# 数据载入 DataFrame 对象
df = pd.DataFrame(data)
# 显示全部数据
print(df)
# 显示第一行和第三行
print(df.loc[[0, 2]])
# 显示第一列和第三列
print(df[['Python', 'C++']])
```

使用 df[['Python', 'C++']] 为使用列名变量获取对应列的数据。
代码运行结果如下：

	Python	Java	C++
0	100	400	700
1	200	500	800
2	300	600	900

显示全部数据

	Python	Java	C++
0	100	400	700
2	300	600	900

显示第一行
和第三行数据

	Python	C++
0	100	700
1	200	800
2	300	900

显示第一列
和第三列数据

与 Series 一样，也可以为 DataFrame 指定索引值，并使用 loc 属性返回指定索引对应的某一行数据，如代码清单 3-17 所示。

代码清单 3-17　根据索引值获取 DataFrame 中的数据

```python
import pandas as pd

data = {
    'Python': [100, 200, 300],
    'Java': [400, 500, 600],
    'C++': [700, 800, 900]
}
# 为每行数据指定索引
df = pd.DataFrame(data, index=['num1', 'num2', 'num3'])
print(df)
# 根据索引值获取对应数据
print(df.loc[ 'num2 '])
```

代码运行结果如下：

	Python	Java	C++
num1	100	400	700
num2	200	500	800
num3	300	600	900

显示全部数据

```
Python      200
Java        500
C++         800
Name: num2, dtype: int64
```

根据索引值获取数据

DataFrame 还可以使用 iloc 方法获取数据，即按位置选择数据，获取第 n 行，第 n 列数据，只接受整型参数，如 [0:2] 为左闭右开区间，即取 0 和 1，如代码清单 3-18 所示。

代码清单 3-18　使用 iloc 方法获取 DataFrame 中的数据

```python
import pandas as pd

data = {
    'Python': [100, 200, 300],
    'Java': [400, 500, 600],
    'C++': [700, 800, 900]
}
df = pd.DataFrame(data, index=['num1', 'num2', 'num3'])
print(df)
# 根据位置获取单个数据
print(df.iloc[0, 2])
# 根据位置区间获取多个数据
print(df.iloc[0:2, 0:2])
```

代码运行结果如下：

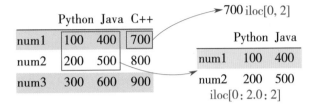

Pandas 获取数据时还可以按条件筛选数据，通常使用 isin 和对 isin 取反（~df.isin），以及基本条件判断表达式进行条件筛选，如代码清单 3-19 所示。

代码清单 3-19　按条件筛选 DataFrame 中的数据

```python
import pandas as pd

data = {
    'Python': [100, 200, 300],
    'Java': [400, 500, 600],
    'C++': [700, 800, 900]
}
df = pd.DataFrame(data)
# 判断某个值是否存在
print(df.isin([200, 800]))
print(df[df.isin([200, 800])])
# 通过条件表达示筛选
print(df[df.Python > 200])
```

代码运行结果如下：

	Python	Java	C++
0	False	False	False
1	True	False	True
2	False	False	False

isin 方法判断某些值是否存在

	Python	Java	C++
0	NaN	NaN	NaN
1	200.0	NaN	800.0
2	NaN	NaN	NaN

显示满足条件的值

	Python	Java	C++
2	300	600	900

通过条件表达式判断某些值是否存在并显示

3.4 数据读取与存储

3.4.1 Pandas 读取 Excel 数据

Excel 是一种常用的数据储存形式,应用非常广泛。Pandas 可以通过以下代码实现 Excel 读取:pd.read_excel("path_to_file.xlsx", sheet_name="Sheet1",index_col=None)。其中,path_to_file.xlsx 为 Excel 文件路径(注意在 Windows 下,路径需要使用 "\\",如 c:\\windows\\temp\\readme.xlsx,或者在路径前加字母 r,如 r "C:\Windows\temp\readme.xlsx"),扩展名为 ".xlsx" 或 ".xls",sheet_name 为读取的 Sheet 名,index_col=None 表示不指定 index。主要参数详见表 3-6。

表 3-6 read_excel() 函数主要参数说明

名称	描述
io	该参数最常用的是 str,一般是文件路径 + 文件名,通常需要对路径中的 "\" 进行转义,因此常使用 r "路径" 表示原生字符串
sheet_name	可以接收 str、int、list 或 None 参数,默认值为 0。其中,字符串用于工作表名称;整数用于零索引工作表位置;字符串 / 整数列表用于请求多个工作表;设置 "None" 获取所有工作表
header	该参数用来指定哪一行作为列名,默认是第 0 行,接收的参数可以是整数(指定第几行作为列名),也可以是由整数组成的列表(指定哪几行作为列名),也可以是 None(没有列名)
index_col	该参数接收整数或由整数组成的列表,默认是 None。参的作用是指定用哪一列作为行索引。如果传给参数的是整数 n,则表示指定第 n 列作为行索引;如果传入的是列表,则表示需要指定多列作为行索引
squeeze	该参数接收布尔值。当取值为 True 时,如果解析的数据仅包含一列,则返回 Series;默认值是 False,即只有一列也返回 Dataframe
names	自定义列名,长度和 Excel 列长度必须一致
parse_dates	True:尝试解析 index 为日期格式;例如,[0,1,2,3,4]:尝试解析 0、1、2、3、4 列为时间格式;[['诊断日期','复查时间']]:传入多列名,尝试将其解析并且拼接起来,parse_dates[[0,1,2]] 也有同样的效果;{ '康复时间' : ['诊断日期','复查时间']}:尝试解析日期和时间并拼接起来,将列名重置为 '康复时间'(注意,重置后列名不能和原列名重复)
date_parse	该参数需要配合 parse_dates 工作,具体需要传入函数,如时间为 2021 年 2 月 24 日,可以传入 lambda x:pd.to_datetime(x,format= '%Y 年 %m 月 %d 日')

使用 read_excel() 函数读取 eye.xlsx,如代码清单 3-20 所示。

代码清单 3-20　读取 Excel 格式文件数据

```python
import pandas as pd

df = pd.read_excel('../data/eye.xlsx',
                   sheet_name='2015',
                   header=0,
                   index_col=[0],
                   parse_dates=[10, 12],
                   date_parser=lambda x: pd.to_datetime(x, format='%Y/%m/%d
                   %H:%M:%S', errors='coerce')
                   )
# 显示 reported 和诊断日期两列时间格式数据
print(df[[' 出生日期 ', 'reported', ' 诊断日期 ']].head())
# 对出生日期列的时间戳格式进行转换
df[' 生日 '] = pd.to_datetime(df[' 出生日期 '], unit='ms')
# 显示新生成的生日列
print(df[' 生日 '].head())
```

代码清单 3-20 中，parse_dates=[10, 12] 表示对第 10 列和 12 列（对应"reported"和"诊断日期"两列）的数据进行日期格式解析；date_parser 是具体的格式化方法，采用 lambda 函数对日期格式进行规范化，errors='coerce' 表示跳过异常或非法数据。另外，Excel 文件中的"出生日期"列采用了 13 位时间戳格式，若采用 to_datetime()，需要对其进行转换，单位是毫秒（ms）。代码运行结果如下：

序号	出生日期	reportd	诊断日期	序号	生日	reportd	诊断日期
1	1315751040000	2015-07-08 00:00:00	2015-09-26 14:47:00	1	2011-09-11 14:24:00	2015-07-08	2015-09-26 14:47:00
2	1218715200000	2013-09-05 00:00:00	2015-07-30 15:37:00	2	2008-08-14 12:00:00	2013-09-05	2015-07-30 15:37:00
3	1266606720000	2015-03-23 00:00:00	2015-03-16 16:20:00	3	2010-02-19 19:12:00	2015-03-23	2015-03-16 16:20:00
4	1190237760000	2016-05-10 00:00:00	2015-10-03 13:20:00	4	2007-09-19 21:36:00	2016-05-10	2015-10-03 13:20:00
5	1111993920000	2013-06-27 00:00:00	2015-03-25 13:59:00	5	2005-03-28 07:12:00	2013-06-27	2015-03-25 13:59:00

3.4.2　Pandas 读取 CSV 文件

CSV（Comma-Separated Values）是使用逗号分隔的一系列纯文本格式文件，文件扩展名为".csv"。与 Excel 比较，CSV 文件不包含格式、公式、宏等，仅是一个文本文件。但也因为它是一种纯文本格式，编程更易读取，而且不容易出错，所以将数据储存为 .csv 文件较常用。

Pandas 读取 CSV 格式数据的常用代码为：pd.read_csv("path_to_file.csv", index_col=0)。

其中，path_to_file.csv 为 CSV 文件路径，index_col=0 为指定第一列为 index。

使用 read_csv() 读取 health.csv 文件，如代码清单 3-21 所示。

代码清单 3-21　读取 CSV 格式文件数据

```
import pandas as pd

df = pd.read_csv('../data/health.csv',
                 encoding='GBK',
                 header=0,
                 index_col=[' 序号 '],
                 parse_dates=[' 检查时间 '],
                 converters={'BMI': float})
# to_string() 方法显示全部数据
print(df.to_string())
# 默认显示前后 5 行数据
print(df)
# 显示前 6 行数据
print(df.head(6))
```

在代码清单 3-21 中，第一个参数是文件路径，encoding='GBK' 表示读取文件使用 GBK 编码处理中文；header=0 表示将 CSV 文件中的第一行数据作为标题；index_col=[' 序号 '] 表示将"序号"列作为索引；parse_dates=[' 检查时间 '] 表示将"检查时间"这一列转换为标准的日期格式；converters={'BMI':float} 表示将"BMI"这一列转换为浮点数据类型，防止数值类型用科学计数法显示。

print(df.head(6)) 执行结果如下：

序号	检查时间	年龄	婚姻	性别	文化	年收入	吸烟	饮酒	收缩压	舒张压	...	体重	腰围	干预	职业	高血压	高血压前期	年龄组	BMI	肥胖	文化分组
1	2015-07-08	33	1.0	1	3.0	5.5	1	1	122	82	...	89.2	98.0	0	4	0	1	0	27.378550	2	2
2	2013-09-05	52	1.0	1	3.0	4.0	1	1	125	72	...	65.5	79.5	0	4	0	1	1	21.510497	1	2
3	2015-03-23	47	1.0	1	2.0	5.5	1	1	132	78	...	75.4	92.0	0	4	0	1	0	24.067158	2	1
4	2016-05-10	54	1.0	2	2.0	5.5	2	2	140	70	...	63.9	99.0	0	4	1	2	1	25.759637	2	1
5	2013-06-27	48	1.0	2	3.0	4.0	2	2	132	86	...	58.4	82.0	0	4	0	1	0	21.713266	1	2
6	2016-03-23	61	1.0	2	1.0	4.0	2	2	148	70	...	65.8	82.0	0	4	1	2	2	25.703125	2	1

6 rows × 21 columns　　parse_dates 函数　　converters 函数转浮点数据类型

此外，to_string() 用于返回 DataFrame 类型的全部数据，如果不使用该函数，则输出结果为数据的前面 5 行和末尾 5 行，中间部分以"…"代替。用 df.head(6) 只显示前 6 条数据。read_csv() 的参数比较多，可在实际使用过程中灵活运用。

3.4.3　Pandas 读取 Txt 数据

Pandas 除了读取 CSV 文件外还可以读取"txt"纯文本格式文件，常用代码为：pd.read_

table('path_to_file.txt')。

read_table() 函数的参数较多,主要说明见表 3-7。

表 3-7　read_table() 函数常见参数说明

名称	描述
filepath_or_buffer	文件路径、指定存储数据的 URL 或文件型对象
sep	指定原数据集中分割每行字段的分隔符,默认为 tab 制表符
header	是否将原数据集中的第一行作为表头,默认是 0,将第一行作为变量名称;如果原始数据中没有表头,该参数需要设置成 None
names	如果原数据集中没有列名,这个可以用来给数据添加列名;和 header=None 一起使用
index _col	指定数据集中的某些列(字段)作为数据的行索引(标签)
usecols	指定要读取哪些列(字段)的数据
encoding	可以借助该参数防止中文乱码,通常设置为 "utf-8" 或 "gbk" 等

使用 read_table() 函数读取 health.txt 文件,如代码清单 3-22 所示。

代码清单 3-22　使用 read_table 方法读取 Txt 文件

```python
import pandas as pd

# 用 read_table 函数读取文本文件的数据
df = pd.read_table(
    # 文件路径,前面的 filepath_or_buffer 符可以省略掉
    r'../data/health.txt',
    # 指定数据中变量之间的分隔符
    sep=' ',
    # 不需要将原来的数据中的第一行读作表头
    header=None,
    # 重新为各列起变量名称
    names=['序号','检查时间','年龄','婚姻','性别','文化','年收入',
           '吸烟','饮酒'],
    # 将 ID 转换为字符串,以免开头的 0 消失
    converters={'序号': str},
    # 跳过开头的两行数据
    skiprows=2,
    # 跳过末尾的两行数据
    skipfooter=2,
    # 不读取"!"开头的数据行
    comment='!'
)
```

```
# 显示数据
print(df)
```

代码运行结果如下：

序号	检查时间	年龄	婚姻	性别	文化	年收入	吸烟	饮酒
0 2	2013/9/5	52	1	1	3	4.0	1	1
1 3	2015/3/23	47	1	1	2	5.5	1	1
2 4	2016/5/10	54	1	2	2	5.5	2	2
2 4	2016/5/10	54	1	2	2	5.5	2	2
3 5	2013/6/27	48	1	2	3	4.0	2	2
4 7	2016/3/17	60	1	1	2	4.0	1	1

3.4.4 Pandas 读取 SAS、Stata 和 SPSS 数据

在实际数据分析中，还会经常遇到 SAS、Stata 和 SPSS 等统计软件的数据集，Pandas 也可以直接读取。

（1）读取 SAS 文件：Pandas 提供 read_sas() 函数用于读取 SAS 文件，但是实际使用中遇到文件中包含中文等字符时，容易出错，此时可以使用第三方库（sas7bdat）完成读取。程序如下：首先使用代码 "conda install sas7bdat" 安装 sas7bdat 库，然后可以使用代码清单 3-23 读取 SAS 文件。

代码清单 3-23 读取 sas 数据集

```
import sas7bdat

df = sas7bdat.SAS7BDAT('d.sas7bdat',encoding='gb2312').to_data_frame()
```

（2）读取 SPSS 文件：在读取前需要先执行 "conda install pyreadstat" 安装 pyreadstat 库，然后才能使用代码 "pd.read_spss()" 读取 SPSS 文件。

（3）读取 Stata 文件：Pandas 可以通过 "pd.read_stata()" 直接读取 Stata 文件。

（4）读取大文件：当读取数据量较大时，如果计算机配置不够高，内存不足等，经常会遇到程序报错，这种情况下可以使用 chunksize 分块读取数据，再分别进行处理，如代码清单 3-24 所示。其中，每个 chunk 是包含 10 000 行的 DataFame，即将原始数据分为多个 chunk，进行分批处理。

代码清单 3-24 分行读取数据

```
import pandas as pd

ch = pd.read_csv('../data/all_case.csv', chunksize=10000)
```

```
for chunk in ch:
    print(chunk)
```

3.4.5 存储数据

与 SAS、R 等软件不同，Pandas 没有特定数据储存格式，可以储存为 Excel、CSV、HTML、Stata 等数据格式，详见代码清单 3-25。

代码清单 3-25　保存数据

```
# 保存为 csv 文件，输出 index
df.to_csv('path_to_file.csv', index=True)
# 保存为 excel 文件，不输出 index
df.to_excel('path_to_file.xlsx', index=False)
# 保存为 html 文件，不输出 index
df.to_html('path_to_file.html', index=False)
# 保存为 csv 文件，不输出 index
df.to_stata('path_to_file.dta', index=False)
```

以储存 CSV 文件为例，使用 to_csv() 将 DataFrame 存储为 CSV 文件，如代码清单 3-26 所示。

代码清单 3-26　将 DataFrame 数据存储到 CSV 文件示例

```
import pandas as pd

# 四个字段 Ranking, Language, Ratings, Change
Ranking = [1, 2, 3, 4, 5]
Language = ["Python", "C", "Java", "C++", "C#"]
Ratings = ["11.27%", "11.16%", "10.46%", "7.50%", "5.26%"]
Change = [" 升 0.00%", " 降 5.79%", " 降 2.11%", " 升 0.57%", " 升 1.10%"]
# 字典
dic = {'Ranking': Ranking, 'Language': Language,
       'Ratings': Ratings, 'Change': Change}
df = pd.DataFrame(dic)
# 保存 DataFrame 到 CSV 文件，注意编码参数设置解决中文乱码问题
df.to_csv( 'Temp.csv ', encoding= 'utf_8_sig ')
```

4 基本数据管理

主要内容

- ■ 变量创建与重命名
- ■ 日期和缺失值操作
- ■ 数据类型转换
- ■ 数据集排序、合并与取子集
- ■ 数据集更新与比较

上一部分介绍了 Python 如何创建数据集和读取 Excel、CSV、Txt 等文件,但这仅是数据分析的第一步。在实际统计分析工作中,尤其在面对健康医疗大数据时,常需要对数据进行清洗、加工等前期准备工作,这部分工作比较麻烦,费时、费力。Python 在数据前期处理工作中有着独特的优势。本部分主要介绍如何利用 Pandas 库进行数据清洗。

4.1 数据基本信息与结构查看

当读取数据后,通常要查看数据的基本结构和基本信息,Pandas 做数据处理与分析时会使用 head()、tail() 等函数查看数据信息。这两个方法默认会显示前 5 行、后 5 行,也可以传入要显示的行数作为参数,如代码清单 4-1 所示。

代码清单 4-1　查看数据集相关信息示例

```
import pandas as pd

data = {
    ' 序号 ': [1, 2, 3, 4, 5, 6],
    ' 患者 ': [' 患者 1', ' 患者 2', ' 患者 3',
            ' 患者 4', ' 患者 5', ' 患者 6'],
    ' 出生日期 ': ['2011-09-11', '2003-08-14', '2010-02-19',
            '2007-09-19', '2001-03-28', '2005-09-18'],
    ' 收缩压 ': [120, 148, 148, 135, 160, 123],
```

```
    ' 舒张压 ': [82, 70, 94, 91, 110, 88]
}
df = pd.DataFrame(data)
print(df.head())
print(df.tail(2))
print(df.shape)
print(df.info())
```

代码运行结果如下:

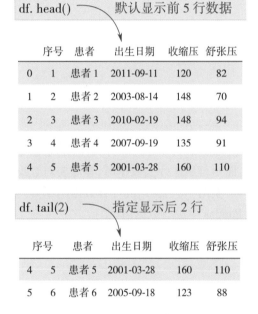

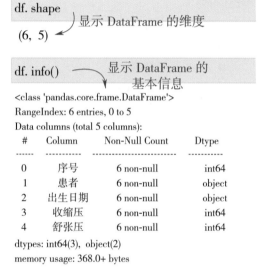

此外,还可查看数据集的行索引、列索引(变量名)和数据值等,如代码清单 4-2 所示。

代码清单 4-2 查看数据集的 index 等信息示例

```
import pandas as pd

data = {
    ' 序号 ': [1, 2, 3, 4, 5, 6],
    ' 患者 ': [' 患者 1', ' 患者 2', ' 患者 3',
             ' 患者 4', ' 患者 5', ' 患者 6'],
    ' 出生日期 ': ['2011-09-11', '2003-08-14', '2010-02-19',
               '2007-09-19', '2001-03-28', '2005-09-18'],
    ' 收缩压 ': [120, 148, 148, 135, 160, 123],
```

```
        ' 舒张压 ': [82, 70, 94, 91, 110, 88]
    }
    df = pd.DataFrame(data)
    print(df.index)
    print(df.columns)
    print(df.values)
```

代码运行结果如下：

RangeIndex(start=0, stop=6, step=1) ───────────→ index
Index([' 序号 ', ' 患者 ', ' 出生日期 ', ' 收缩压 ', ' 舒张压 '], dtype='object')
[[1 ' 患者 1' '2011-09-11' 120 82]　　　　　　　　　　columns
 [2 ' 患者 2' '2003-08-14' 148 70]
 [3 ' 患者 3' '2010-02-19' 148 94] ───────────→ values
 [4 ' 患者 4' '2007-09-19' 135 91]
 [5 ' 患者 5' '2001-03-28' 160 110]
 [6 ' 患者 6' '2005-09-18' 123 88]]

4.2　创建新变量

Pandas 创建新变量与其他大多数软件一样，可以通过以下命令格式实现：变量名 = 表达式。其中，变量名可以是英文（注意区分大小写），也可以是中文；表达式可以包含多种运算符和函数，如代码清单 4-3 所示。

代码清单 4-3　创建新变量示例

```
import pandas as pd
from datetime import datetime

data = {
    ' 序号 ': [1, 2, 3, 4, 5],
    ' 患者 ': [' 患者 1', ' 患者 2', ' 患者 3',
            ' 患者 4', ' 患者 5'],
    ' 出生日期 ': ['2011-09-11', '2003-08-14', '2010-02-19',
                '2007-09-19', '2001-03-28'],
    ' 收缩压 ': [120, 148, 148, 135, 160],
    ' 舒张压 ': [82, 70, 94, 91, 110]
}
df = pd.DataFrame(data)
```

```
# 新增 g 变量
df['g'] = 1
# 新增年龄变量
df[' 年龄 '] = datetime.now().year - pd.to_datetime(df[' 出生日期 ']).dt.year
# 新增收缩压均数变量
df['mSbp'] = df[' 收缩压 '].mean()
df
```

代码运行结果如下：

	序号	患者	出生日期	收缩压	舒张压	g	年龄	mSbp
0	1	患者 1	2011-09-11	120	82	1	11	142.2
1	2	患者 2	2003-08-14	148	70	1	19	142.2
2	3	患者 3	2010-02-19	148	94	1	12	142.2
3	4	患者 4	2007-09-19	135	91	1	15	142.2
4	5	患者 5	2001-03-28	160	110	1	21	142.2

使用 Pandas 给变量赋值非常灵活，可以使用 lambda 函数、自定义函数等，在第 5 部分会对此进行详细介绍，后面的分析案例中也会有相应的应用。

4.3 变量重命名

Pandas 可以通过 DataFrame.columns 直接赋值，或通过 rename 修改变量名（即列索引），如代码清单 4-4 所示。

代码清单 4-4 修改 DataFrame 的变量名示例

```
import pandas as pd

data = {
    ' 序号 ': [1, 2, 3, 4, 5],
    ' 患者 ': [' 患者 1', ' 患者 2', ' 患者 3',
            ' 患者 4', ' 患者 5'],
    ' 出生日期 ': ['2011-09-11', '2003-08-14', '2010-02-19',
              '2007-09-19', '2001-03-28'],
    ' 收缩压 ': [120, 148, 148, 135, 160],
    ' 舒张压 ': [82, 70, 94, 91, 110]
}
```

```
df = pd.DataFrame(data)

# 对一个变量进行重命名
df.rename(columns={' 收缩压 ': 'sbp'}, inplace=True)
print(df)
# 对多个变量进行重命名
df.rename(columns={'sbp': 'SBP', ' 舒张压 ': 'DBP'}, inplace=True)
print(df)
# 对所有变量赋值进行重命名
df.columns = [' 编号 ',' 姓名 ',' 生日 ','SBP','DBP']
print(df)
```

代码运行结果如下：

	序号	患者	出生日期	sbp	舒张压
0	1	患者 1	2011-09-11	120	82
1	2	患者 2	2003-08-14	148	70
2	3	患者 3	2010-02-19	148	94
3	4	患者 4	2007-09-19	135	91
4	5	患者 5	2001-03-28	160	110

	序号	患者	出生日期	SBP	DBP
0	1	患者 1	2011-09-11	120	82
1	2	患者 2	2003-08-14	148	70
2	3	患者 3	2010-02-19	148	94
3	4	患者 4	2007-09-19	135	91
4	5	患者 5	2001-03-28	160	110

	编号	姓名	生日	SBP	DBP
0	1	患者 1	2011-09-11	120	82
1	2	患者 2	2003-08-14	148	70
2	3	患者 3	2010-02-19	148	94
3	4	患者 4	2007-09-19	135	91
4	5	患者 5	2001-03-28	160	110

4.4 数据类型转换

4.4.1 基本数据类型转换

在数据分析中,指定数据类型非常重要。与其他分析软件一样,Pandas 数据集中一列只能有一个数据类型。数据类型可以在数据初始化时通过设置 dtype 参数指定,也可以使用 convert_dtypes() 智能推定,如代码清单 4-5 所示。

代码清单 4-5　使用 convert_dtypes() 指定数据类型示例

```
import pandas as pd

data = {
    ' 编号 ': ['1', '2', '3', '4', '5'],
    ' 患者 ': [' 患者 1', ' 患者 2', ' 患者 3',
            ' 患者 4', ' 患者 5'],
    ' 出生日期 ': ['2011-09-11', '2003-08-14', '2010-02-19',
            '2007-09-19', '2001-03-28'],
    ' 收缩压 ': [120, 148, 148, 135, 160],
    ' 舒张压 ': [82, 70, 94, 91, 110]
}
df = pd.DataFrame(data)
df.convert_dtypes()
print(df.dtypes)
```

代码运行结果如下:

```
编号            object
患者            object
出生日期          object
收缩压            int64
舒张压            int64
dtype: object
```

结果显示了各列的数据类型,说明自动判定也很准确。但是有时候根据分析要求,需要对数据类型进行转换。Pandas 提供了两种比较常用的方法:①astype() 强制转化数据类型,括号内为需要转换的数据类型,如 int、float、str 等;②to_numeric() 和 to_datetime() 转换为数据型(浮点或整数型)和日期型,如代码清单 4-6 所示。

代码清单 4-6 数据类型转换示例

```python
import pandas as pd

data = {
    ' 编号 ': ['1', '2', '3', '4', '5'],
    ' 患者 ': [' 患者 1', ' 患者 2', ' 患者 3',
              ' 患者 4', ' 患者 5'],
    ' 出生日期 ': ['2011-09-11', '2003-08-14', '2010-02-19',
                '2007-09-19', '2001-03-28'],
    ' 收缩压 ': [120, 148, 148, 135, 160],
    ' 舒张压 ': [82, 70, 94, 91, 110]
}
df = pd.DataFrame(data)
df[' 收缩压 '] = df[' 收缩压 '].astype('float64') # 转换为浮点型
df[' 编号 '] = pd.to_numeric(df[' 编号 ']) # 转换为数字,可以为整型或浮点型
df[' 出生日期 '] = pd.to_datetime(df[' 出生日期 ']) # 转换为日期型
print(df.dtypes)
```

代码运行结果如下:

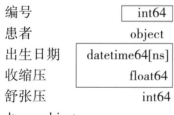

编号   int64
患者   object
出生日期 datetime64[ns]
收缩压   float64
舒张压   int64
dtype: object

4.4.2 时间日期数据类型转换

前面介绍的 to_datetime 可以将字符串、列表、series 等转成日期格式。在 Pandas 中,日期对象有两种重要的形式,分别为 Timestamp 和 DatetimeIndex。Timestamp 是日期的对象形式,DatetimeIndex 是日期的对象列表形式,即 Timestamp 的列表形式。to_datetime 对单个日期字符串进行处理会得到 Timestamp,而对日期字符串列表进行处理会得到 DatetimeIndex。to_datetime() 是常用的日期转换方法,其常用格式为:pd.to_datetime(arg, errors='raise', format=None)。其中,arg 为需要转换的数据。errors 为处理错误的方式,包括 3 种:① "raise" 表示遇到无法解析的数据时将引发异常(报错);② "coerce" 表示遇到无法解析的数据时表示为缺失值 "NaT";③ "ignore" 表示遇到无法解析的数据时将不进行转换,保留原值;④ "foramt" 为解析数据的日期格式。

To_datetime() 的使用方法如代码清单 4-7 所示。

代码清单 4-7　时间日期类型数据转换示例

```
import pandas as pd

data = {
    ' 时间戳 ': [1184742720000, 1227830400000,
                1123977600000, 1130552640000],
    ' 日期 1': ['2014-01-03', '20015-02',
                '2016-11-08', '2017-11-12'],
    ' 日期 2': ['2018/09/24 8:48:00', '2019/01/23 14:54:00',
                '2020/07/25 10:05:00', '2021/12/12 8:22:00'],
    ' 日期 3': ['20210201','20210302','2021','20210515']
}
df = pd.DataFrame(data)
# 将时间戳格式进行转换
df[' 时间戳 1'] = pd.to_datetime(df[' 时间戳 '], unit='ms')
# 将日期 1 转换成日期格式
df[' 日期 1'] = pd.to_datetime(df[' 日期 1'],
                    format='%Y-%m-%d', errors='coerce')
# 将日期 2 列转换成标准时间格式
df[' 日期 2'] = pd.to_datetime(df[' 日期 2'],
                    format='%Y/%m/%d', errors='coerce')
# 将日期 3 转换成日期格式
df[' 日期 3'] = pd.to_datetime(df[' 日期 3'],
                    format='%Y%m%d', errors='ignore')
# 去掉日期中时间
df[' 日期 4'] = df[' 日期 2'].dt.date
df
```

代码运行结果如下：

	时间戳	日期 1	日期 2	日期 3	时间戳 1	日期 4
0	1184742720000	2014-01-03	2018-09-24 08:48:00	20210201	2007-07-18 07:12:00	2018-09-24
1	1227830400000	NaT	2019-01-23 14:54:00	20210302	2008-11-28 00:00:00	2019-01-23
2	1123977600000	2016-11-08	2020-07-25 10:05:00	2021	2005-08-14 00:00:00	2020-07-25
3	1130552640000	2017-11-12	2021-12-12 08:22:00	20210515	2005-10-29 02:24:00	2021-12-12

　　在代码清单 4-7 中，日期 1 中一个字符串为"20015-02"，to_datetime() 转换使用的是"errors='coerce'"，无法强制转换为日期，所以最后返回值为缺失值。日期 3 中一个字符串为"2021"，to_datetime() 转换使用的"errors='ignore'"对无法转换的字符串不进行处理，所以返回值为字符串"2021"。

　　将数字、字符串等转换为日期后,一般还会提取年、月、日进行运算,以代码清单 4-7 中的 df 为例,提取日期、年、月、日,并计算日期的差值,如代码清单 4-8 所示。

代码清单 4-8　对日期类型数据进行运算示例

```
print(df[' 日期 2'].dt.date) # 提取日期
print(df[' 日期 2'].dt.year) # 提取年
print(df[' 日期 2'].dt.month) # 提取月份
print(df[' 日期 2'].dt.day) # 提取日
df['d'] = df[' 日期 2'] - df[' 日期 1']
print(df['d'])
```

代码运行结果如下:

```
0       2018-09-24
1       2019-01-23
2       2020-07-25
3       2021-12-12
Name: 日期 2, dtype: object
0       2018
1       2019
2       2020
3       2021
Name: 日期 2, dtype: int64
0        9
1        1
2        7
3       12
Name: 日期 2, dtype: int64
0       24
1       23
2       25
3       12
Name: 日期 2, dtype: int64
0       1725 days 08:48:00
1                      NaT
2       1355 days 10:05:00
3       1491 days 08:22:00
Name: d, dtype: timedelta64[ns]
```

　　计算出来的差值为 timedelta64 格式,不能直接进行计算,可以使用代码 "df['d'].map(lambda x: x.days)" 转换为数字。代码运行结果如下:

```
0       1725.0
1          NaN
2       1355.0
3       1491.0
Name: d, dtype: float64
```

此外，日期还可以直接增加年、月、日运算，如在日期 2 中增加 1 个月，代码为：

from pandas.tseries.offsets import DateOffset

df[' 日期2+1 月 '] = pd.to_datetime(df[' 日期2']) + DateOffset(months=1)

通过 print(df) 查看结果，显示如下：

	时间戳	日期1	日期2	日期3	时间戳1	日期4	日期2+1 月
0	1184742720000	2014-01-03	2018-09-24 08:48:00	20210201	2007-07-18 07:12:00	2018-09-24	2018-10-24 08:48:00
1	1227830400000	NaT	2019-01-23 14:54:00	20210302	2008-11-28 00:00:00	2019-01-23	2019-02-23 14:54:00
2	1123977600000	2016-11-08	2020-07-25 10:05:00	2021	2005-08-14 00:00:00	2020-07-25	2020-08-25 10:05:00
3	1130552640000	2017-11-12	2021-12-12 08:22:00	20210515	2005-10-29 02:24:00	2021-12-12	2022-01-12 08:22:00

4.5 数据排序

根据条件对数据集排序（sort）是一种重要的内置运算，也是数据分析经常需要处理的问题，Pandas 支持按索引标签排序和按列值排序两种方式。

4.5.1 按索引标签排序

要对行或列索引进行排序（按字典顺序），可使用 sort_index()，能返回一个已排序的新对象。对 Series 的排序如代码清单 4-9 所示。

代码清单 4-9 Series 按照索引排序示例

```
import pandas as pd

x = [10, 20, 30, 40]
obj = pd.Series(x, index=['d', 'a', 'b', 'c'])
print(obj.sort_index())
```

代码运行结果如下：

```
a    20
b    30         ◄——— 按照索引顺序排序
c    40
d    10
dtype: int64
```

DataFrame 可以根据任意一个轴上的索引进行排序,通过指定 axis 来确定索引方向,默认 axis=0,即按行索引,axis=1 为按列索引;还可以通过 ascending 参数来实现排序方式,默认 ascending=True,即按升序排列,设置 ascending=False 可实现降序排序,如代码清单 4-10 所示。

代码清单 4-10 DataFrame 按照索引排序示例

```
import pandas as pd
import numpy as np

df = pd.DataFrame(np.arange(8).reshape((2, 4)),
                  index=['two', 'one'],
                  columns=['d', 'a', 'b', 'c'])
print(df.sort_index())
print(df.sort_index(axis=1))
```

代码运行结果如下:

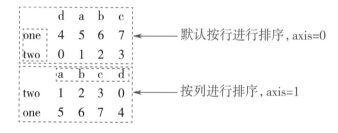

4.5.2 按列值排序

使用 sort_values() 可以对值进行排序,如代码清单 4-11 所示。

代码清单 4-11 Series 按照列值排序示例

```
import pandas as pd
import numpy as np

obj = pd.Series([20, 40, 30, 10])
print(obj.sort_values())
obj = pd.Series([20, np.nan, 40, np.nan, 30, 10])
print(obj.sort_values())
```

代码运行结果如下:

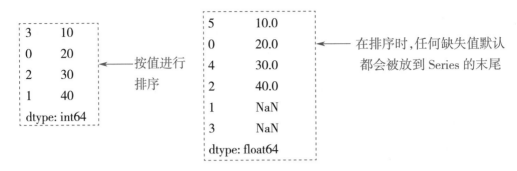

在 DataFrame 中,可以将一个或多个列的名字传递给 by 选项,从而根据一个或多个列中的值进行排序,如代码清单 4-12 所示。

代码清单 4-12　DataFrame 按照列值排序示例

```python
import pandas as pd

df = pd.DataFrame({'b': [20, 40, 30, 10],
                   'a': [0, 1, 0, 1]})
print(df)
print(df.sort_values(by='b'))
print(df.sort_values(by=['a', 'b']))
```

代码运行结果如下:

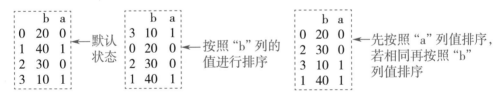

4.6　缺失值处理

4.6.1　缺失值判断

缺失数据(missing data)在数据分析应用中很常见。Pandas 使用浮点值 NaN(Not a Number)表示浮点和非浮点数组中的缺失数据,Python 内置的 None 值和 NumPy 的浮点类型 "np.nan" 都会被当作 Pandas 的空值 "NaN" 处理。Pandas 中可以通过 isnull() 判断各个单元格是否为空,如代码清单 4-13 所示。

代码清单 4-13   使用 isnull() 处理空值示例

```
import pandas as pd
import numpy as np

x = [10, np.nan, 20, None, 30, 40]
print(pd.Series(x).isnull())
```

代码运行结果如下：

```
0       False
1       True          np. nan 判断为空
2       False
3       True          None 判断为空
4       False
5       False
dtype: bool
```

以 phone.csv 文件（图 4-1）为例，该 CSV 文件存在数据缺失、数据错误的情况。Pandas 读取 CSV 文件后，会前将它包含的 3 种异常数据 n/a、NaN 和 NA 自动当作异常数据 NaN 来处理，见代码清单 4-14。

phone

Ranking	Brand	Model	Sales
1	Apple	iPhone12	566450
2	n/a	iPhone11	455004
3	Redmi	Redmi K40	NA
4	NaN	Redmi 9A	/
5	Honour	Honour 50	-

图 4-1   phone.csv 文件

代码清单 4-14   CSV 文件中的空值处理示例

```
import pandas as pd

df = pd.read_csv('../data/phone.csv')
print(df)
```

代码运行结果如下：

	Ranking	Brand	Model	Sales
0	1	Apple	iPhone12	566450
1	2	NaN	iPhone11	455004
2	3	Redmi	Redmi K40	NaN
3	4	NaN	Redmi 9A	/
4	5	Honour	Honour 50	-

从上面例子可以看到,Pandas 把 n/a、NaN 和 NA 当作空值数据自动识别,值为"/"和"-"的单元格不是空数据,但也不符合分析要求。这种情况下,可以指定空数据类型,通过 na_values 参数进行自定义空值数据设置与判断,如代码清单 4-15 所示。

代码清单 4-15　Pandas 中自定义空值设置与判断示例

```
import pandas as pd

missing_values = ['/', '-']
df = pd.read_csv('../data/phone.csv',
                na_values=missing_values)
print(df)
```

代码运行结果如下:

	Ranking	Brand	Model	Sales
0	1	Apple	iPhone12	566450.0
1	2	NaN	iPhone11	455004.0
2	3	Redmi	Redmi K40	NaN
3	4	NaN	Redmi 9A	NaN
4	5	Honour	Honour 50	NaN

4.6.2　缺失值删除

通过 isnull() 判断各个单元格是否为缺失值后,接下来就是对缺失值进行处理,如果一个变量(列)缺失值较多,就可以把该变量删除。在 Pandas 中可以使用 dropna() 将缺失值删除,其格式为:DataFrame.dropna(axis=0, how='any', thresh=None, subset=None, inplace=False)。其中主要参数说明见表 4-1。

以代码清单 4-15 中的 df 为例,删除所有有缺失值的列,代码为:df.dropna(axis=1)。

表 4-1　dropna() 主要参数说明

名称	描述
axis	axis=0 表示遇到空值剔除整行，axis=1 表示遇到空值剔除整列
how	值为 "any"，表示一行（或一列）里任何一个数据出现 NA 就去掉整行；值为 "all"，表示一行（或列）都是 NA 才去掉这整行
thresh	设置需要多少非空值数据才可以保留下来
subset	设置想要检查的列。如果是多个列，可以使用列名的 list 作为参数
inplace	如果值为 "True"，修改的是原数据，计算得到的值直接覆盖之前的值并返回 "None"

代码运行结果如下：

	Ranking	Model
0	1	iPhone12
1	2	iPhone11
2	3	Redmi K40
3	4	Redmi 9A
4	5	Honour 50

如果只想保留非缺失值 $\geq$ 3 个的变量，代码为：df.dropna(thresh=3,axis=1)。

代码运行结果如下：

	Ranking	Brand	Model
0	1	Apple	iPhone12
1	2	NaN	iPhone11
2	3	Redmi	Redmi K40
3	4	NaN	Redmi 9A
4	5	Honour	Honour 50

如果想删除所有包含缺失值的行和列，代码为：df.dropna()。

代码运行结果如下：

	Ranking	Brand	Model	Sales
0	1	Apple	iPhone12	566450.0

dropna() 返回一个新的 DataFrame，不会修改原数据。如果想要修改原数据 DataFrame，可以使用参数 inplace=True。此外，还有个很常用的参数 subset，可以指定删除有空值的行，如代码清单 4-16 所示。

代码清单 4-16　删除指定列中包含空值的行示例

```
import pandas as pd

missing_values = ['/', '-']
```

```
df = pd.read_csv('../data/phone.csv',
                  na_values=missing_values)
df.dropna(subset=['Brand'], inplace=True)
print(df)
```

代码运行结果如下：

	Ranking	Brand	Model	Sales
0	1	Apple	iPhone12	566450.0
2	3	Redmi	Redmi K40	NaN
4	5	Honour	Honour 50	NaN

代码运行结果为删除了"Brand"列中包含空值的数据行。

4.7 缺失数据填补

有时候，由于一些变量非常重要，缺失数据也不多，在分析前可以对缺失值进行填补。在 Pandas 中，fillna() 是最主要的填补手段，通过调用 fillna() 可将缺失值替换为指定值，其格式为：DataFrame.fillna(value=None, method=None, axis=None, inplace=False, limit=None, downcast=None)。其中常见参数说明见表 4-2。

表 4-2 fillna() 函数常见参数说明

名称	描述
value	用来填充缺失数据的值（如 0），也可以使用 dict、Series、DataFrame 按照索引指定的值
method	可以是 backfill、bfill、pad、ffill、None 中的任一值，定义填充空值的方法，pad 和 ffill 表示用前面行或列的值，填充当前行或列的空值；backfill 和 bfill 表示用后面行或列的值，填充当前行或列的空值
axis	按照哪个轴方向填充缺失值
inplace	是否在原数据上替换，如果为 True，则在原 DataFrame 上进行操作，返回值为 None
limit	表示要向前 / 向后填充的连续 NaN 值的最大数。如果有超过这个数的连续 NaN 的空白数，它会部分被填满；如果未指定该参数，则表示将填充 NaN 整个轴上的空白，如果不是 None，则必须大于 0
downcost	参数类型是 dict，字典中的项为类型向下转换的规则，或者为字符串"infer"，此时会在合适的等价类型之间进行向下转换，如从 float64 转换到 int64

以表 4-3 数据为例，以均数填补年龄的缺失值，以后面行数据填补性别的缺失值，同时填补文化和年收入的缺失值指定为 3 和 5.5，如代码清单 4-17 所示。

表 4-3　缺失数据资料

年龄	婚姻	性别	文化	年收入	年龄	婚姻	性别	文化	年收入
33	1	1	3	5.5	61	1		1	4
52	1		3	4	60	1	1	2	4
	1	1	2	5.5	60	1	1	3	5.5
54	1	2	2	5.5	50	1	2	4	
48	1	2	3	4	57	1	2		5.5

代码清单 4-17　通过 fillna() 填充缺失数据

```
import pandas as pd

data = pd.read_csv('../data/ 缺失值填补 .csv')
data[' 年龄 '].fillna(value=data[' 年龄 '].mean(), inplace=True)
data[' 性别 '].fillna(method='bfill', inplace=True)
data.fillna({' 文化 ': 3, ' 年收入 ': 5.5},inplace=True)
data
```

代码运行结果如下：

	年龄	婚姻	性别	文化	年收入
0	33.000000	1.0	1.0	3.0	5.5
1	52.000000	1.0	1.0	3.0	4.0
2	52.777778	1.0	1.0	2.0	5.5
3	54.000000	1.0	2.0	2.0	5.5
4	48.000000	1.0	2.0	3.0	4.0
5	61.000000	1.0	1.0	1.0	4.0
6	60.000000	1.0	1.0	2.0	4.0
7	60.000000	1.0	1.0	3.0	5.5
8	50.000000	1.0	2.0	4.0	5.5
9	57.000000	1.0	2.0	3.0	5.5

4.8　重复数据处理

在数据清洗中,还常会遇到重复数据,可以使用 duplicated() 和 drop_duplicates() 进行处理。duplicated() 可以找出重复数据,对于重复数据,返回 True,否则返回 False,如代码清单 4-18 所示。

代码清单 4-18 重复数据判断示例

```python
import pandas as pd

report = {
    'Language': ['Python', 'Java', 'C++', 'C++'],
    'Ranking': [1, 2, 3, 3]
}
df = pd.DataFrame(report)
print(df.duplicated())
```

代码运行结果如下：

```
0    False
1    False
2    False
3    True        重复数据
dtype: bool
```

可以直接使用以下代码删除重复数据：df.drop_duplicates()。

代码运行结果如下：

	Language	Ranking
0	Python	1
1	Java	2
2	C++	3

从结果可以看到重复数据已被删除。drop_duplicates() 函数还有一些重要参数，如：DataFrame.drop_duplicates(subset=None, keep='first', inplace=True)。常用参数的说明见表 4-4 所示。

表 4-4 drop_duplicates() 常见参数说明

名称	描述
subset	用来填充空的值（如 0），也可以使用 dict、Series、DataFrame 的值来指定每个索引或列使用哪个值
keep	可选参数有 first、last 和 false 3 个。其中，first 表示保留第一次出现的重复行，删除后面的重复行；last 表示删除重复项，保留最后一次出现；false 表示删除所有重复项
inplace	是否直接在原数据上删除重复项或删除重复项后返回副本

4.9 数据集的合并

在 Pandas 中有 merge()、concat()、join() 等函数可以完成数据集合并。其中, merge() 函数功能强大, 主要用于横向合并数据集; concat() 函数多用于纵向合并数据集; join() 函数非常便捷, 可以实现一些简单的数据集横向合并工作。

4.9.1 merge() 方法

数据集的合并或连接运算是通过一个或多个键将行连接起来, 这些运算是关系型数据库的核心。

代码清单 4-19 可以帮助读者更好地理解 merge() 方法: 首先通过代码清单 4-19 构建两个数据集, 然后使用 merge() 默认方法进行合并。

代码清单 4-19　merge 合并示例

```
import pandas as pd

dfx = pd.DataFrame({'key': ['a', 'b', 'd'],
                    'data_x': ['x1', 'x2', 'x3']})
dfy = pd.DataFrame({'key': ['a', 'b', 'a', 'c', 'a', 'a'],
                    'data_y': ['y1', 'y2', 'y3', 'y4', 'y5', 'y6']})
print(dfx)
print(dfy)
df = pd.merge(dfx, dfy)  # 合并数据集
print(df)
```

代码运行结果如下:

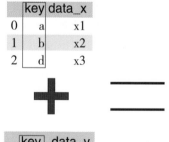

	key	data_x
0	a	x1
1	b	x2
2	d	x3

	key	data_y
0	a	y1
1	b	y2
2	a	y3
3	c	y4
4	a	y5
5	a	y6

	key	data_x	data_y
0	a	x1	y1
1	a	x1	y3
2	a	x1	y5
3	a	x1	y6
4	b	x2	y2

这是一种一对多的合并。dfy 中的数据有多个被标记为"a"的行,而 dfx 中 key 列的每个值则仅对应一行。merge() 方法默认将两个或多个数据集相同的变量名当作 key 进行匹配合并,但是一般情况下会指定变量进行合并,代码为:pd.merge(dfx, dfy, on= 'key') 。代码运行结果(略)和代码清单 4-19 结果一样。

两个数据集合并的关键变量名不同时需要分别进行指定,如代码清单 4-20 所示。

代码清单 4-20 两个数据集分别指定列名合并示例

```python
import pandas as pd

dfx = pd.DataFrame({'lkey': ['a', 'b', 'd'],
                    'data_x': ['x1', 'x2', 'x3']})
dfy = pd.DataFrame({'rkey': ['a', 'b', 'a', 'c', 'a', 'a'],
                    'data_y': ['y1', 'y2', 'y3', 'y4', 'y5', 'y6']})
print(pd.merge(dfx, dfy, left_on='lkey', right_on='rkey'))
```

代码运行结果如下:

	lkey	data_x	rkey	data_y
0	a	x1	a	y1
1	a	x1	a	y3
2	a	x1	a	y5
3	a	x1	a	y6
4	b	x2	b	y2

从结果可以看到,"c"和"d"以及与之相关的数据消失了,并没有合并到新的数据集中。这是因为默认情况下,merge() 函数做的是"inner"连接,数据合并取交集。在实际数据清理中,还会经常用到"left""right"和"outer"3 种方式,分别表示左连接、右连接和并集。如对前面两数据库取并集,可以通过指定参数 how= "outer"来实现,代码为:pd.merge(dfx, dfy, left_on='lkey', right_on='rkey',how= 'outer')。

代码运行结果如下:

	lkey	data_x	rkey	data_y
0	a	x1	a	y1
1	a	x1	a	y3
2	a	x1	a	y5
3	a	x1	a	y6
4	b	x2	b	y2
5	d	x3	NaN	NaN
6	NaN	NaN	c	y4

以上介绍了 merge() 函数的常用方法，能满足大多数应用场景，但是 merge() 的功能远不止此，其完整构造方法如下：Pandas.merge(left, right, how='inner', on=None, left_on=None, right_on=None, left_index=False, right_index=False, sort=False, suffixes=('_x', '_y'), copy=True, indicator=False, validate=None)。其中各项参数说明见表 4-5。

表 4-5　merge() 函数的各项参数说明

名称	描述
left	连接左侧 DataFrame 数据集
right	连接右侧 DataFrame 数据集
how	取值为 left、right、outer、inner。inner 为取交集，outer 为取并集，left 为左连接，right 为右连接
on	数据集合并链接的关键变量，必须存在于左侧和右侧的 DataFrame 数据集中
left_on	左侧 DataFrame 中的列或索引级别用作键，可以是列名（变量名）、索引级名称，也可以是长度等于 DataFrame 长度的数组
right_on	右侧 DataFrame 中的列或索引级别用作键，可以是列名（变量名）、索引级名称，也可以是长度等于 DataFrame 长度的数组
left_index	如果为 True，则使用左侧 DataFrame 中的索引（行标签）作为其连接键
right_index	与 left_index 功能相似
sort	按字典顺序通过连接键对结果 DataFrame 进行排序，设置为 False 将在很多情况下显著提高性能
suffixes	用于重叠列（变量）的字符串后缀元组
copy	始终从传递的 DataFrame 对象复制数据（默认为 True），即使不需要重建索引也是如此
indicator	如果为 True，则在输出 DataFrame 中添加一个名为 "_merge" 的列，其中包含关于每一行的原信息
validate	如果指定，则检查 merge 是否属于指定类型。"one_to_one" 或 "1:1" 检查合并键是否在左右数据集都是唯一的；"one_to_many" 或 "1:m" 检查合并键在左数据集中是否唯一；"many_to_one" 或 "m:1" 检查合并键在右数据集中是否唯一；"many_to_many" 或 "m:m" 允许，但不检查

图 4-2 展示了 merge() 函数的常用使用方法，以帮助读者更好地理解。

4.9.2　concat() 方法

Merge() 一般用于横向合并数据集。Pandas 的 concat() 函数可以实现数据集的横向和纵向合并，其格式如下：Pandas.concat(objs, axis=0, join='outer', ignore_index=False, keys=None, levels=None, names=None, verify_integrity=False, sort=False, copy=True)。其中各项参数说明见表 4-6。

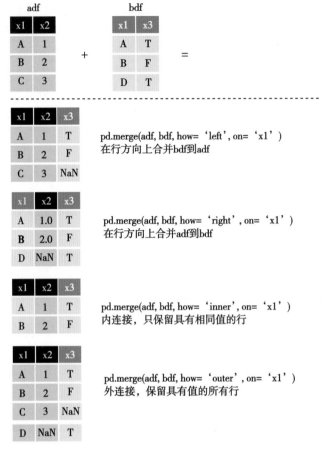

图 4-2　merge() 函数常用方法示意图

表 4-6　concat() 函数各项参数说明

名称	描述
objs	Series 或 DataFrame 对象的序列或映射,即要合并的数据集
axis	连接的轴方向
join	取值可以是 inner 或 outer,默认值是 outer,表示如何处理其他轴上的索引
ignore_index	如果为 True,则不要沿连接轴使用索引值;结果轴将被标记为 "0,…,n−1"
keys	使用传递的键作为最外层构造层次索引
levels	用于构造 multiIndex 的特定级别(唯一值),否则将从键推断
names	生成的分层索引中的级别名称
verify_integrity	检查新的连接轴是否有重复
sort	当 join 为 outer 时,如果未对齐,则对非连接轴进行排序;当 join 为 inner 时,没有影响,因为已经保留了非连接轴的顺序
copy	如果为 False,表示不要复制不必要的数据

Concat() 主要用于纵向合并数据集，如代码 4-21 所示。

代码清单 4-21　Concat() 函数纵向合并数据集示例

```python
import pandas as pd

df1 = pd.DataFrame({'A':['A0', 'A1', 'A2', 'A3'],
                    'B':['B0', 'B1', 'B2', 'B3']})

df2 = pd.DataFrame({'A':['A4', 'A5', 'A6', 'A7'],
                    'B':['B4', 'B5', 'B6', 'B7']})
pd.concat([df1,df2])
```

代码运行结果如下：

	A	B
0	A0	B0
1	A1	B1
2	A2	B2
3	A3	B3
0	A4	B4
1	A5	B5
2	A6	B6
3	A7	B7

默认情况下，concat() 在 axis=0 上合并，即纵向合并。横向合并需要传入 axis 的值为 1，如代码清单 4-22 所示（将 3 个 Series 合并）。

代码清单 4-22　Concat() 横向合并数据集示例

```python
import pandas as pd

s1 = pd.Series([0, 1], index=['a', 'b'])
s2 = pd.Series([2, 3, 4], index=['c', 'd', 'e'])
s3 = pd.Series([5, 6], index=['f', 'g'])
print(pd.concat([s1, s2, s3], axis=1))
```

代码运行结果如下：

	0	1	2
a	0.0	NaN	NaN
b	1.0	NaN	NaN
c	NaN	2.0	NaN
d	NaN	3.0	NaN
e	NaN	4.0	NaN
f	NaN	NaN	5.0
g	NaN	NaN	6.0

从结果可以看到，3 个 Series 合并成了一个新的 DataFrame。

图 4-3 展示了 Concat() 函数的常见使用方法，以帮助读者更好地理解。

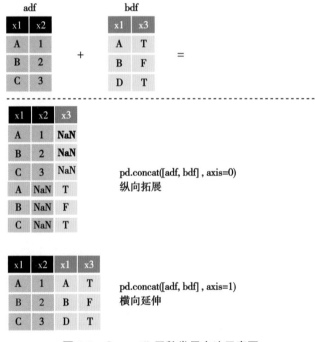

图 4-3　Concat() 函数常用方法示意图

4.9.3　join() 方法

join() 是一种简便的横向数据集合并方法，用于将两个 DataFrame 中的不同列索引合并成一个 DataFrame，其格式为：Pandas.join(self, other, on=None, how='left', lsuffix='', rsuffix='', sort=False)。其中各项参数说明见表 4-7。

join() 连接主要用于横向合并数据，其默认合并方式等价于 concat(axis=1)，如代码清单 4-23 所示。

表 4-7 join() 函数各项参数说明

名称	描述
other	如果传递的是 Series,那么其 name 属性应当是一个集合,并且该集合将作为结果 DataFrame 的列名
on	连接的列,默认使用索引连接
how	包括 "left" "right" "outer" "inner",为连接的方式,默认为左连接
lsuffix	左 DataFrame 中重复列的后缀
rsuffix	右 DataFrame 中重复列的后缀
sort	按照字典顺序对结果在连接键上排序。如果为 False,连接键的顺序取决于连接类型(关键字)

代码清单 4-23 join() 横向合并数据示例

```python
import pandas as pd

left = pd.DataFrame({'key1': ['foo', 'bar1'],
                     'lval': [1, 2]})
right = pd.DataFrame({'key2': ['foo', 'bar'],
                      'rval': [4, 5]})
jdf = left.join(right)
#其等价于以下代码:
cdf = pd.concat([left, right], axis=1)
print(left)
print(right)
print(jdf)
print(cdf)
```

代码运行结果如下:

	key1	lval
0	foo	1
1	bar1	2

join 连接

	key1	lval	key2	rval
0	foo	1	foo	4
1	bar1	2	bar	5

	key2	rval
0	foo	4
1	bar	5

concat 连接

	key1	lval	key2	rval
0	foo	1	foo	4
1	bar1	2	bar	5

join() 函数的主要参数与 merge 方法基本相同,但是 join() 默认为左外连接(how= "left")。join() 函数合并时需特别注意 "on" 参数的使用,如代码清单 4-24 所示。

代码清单 4-24　join() 函数参数应用示例

```
import pandas as pd

left = pd.DataFrame({'key1': ['foo', 'bar1'],
                     'lval': [1, 2]})
right = pd.DataFrame({'key2': ['foo', 'bar'],
                      'rval': [4, 5]})
jdf = left.join(right.set_index('key2'), on='key1', how='inner')
# 其等价于以下代码:
mdf = pd.merge(left, right, left_on='key1', right_on='key2')
print(left)
print(right)
print(jdf)
print(mdf)
```

代码执行结果如下所示:

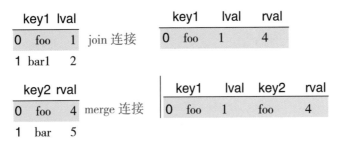

需要注意: merge 默认是内连接, 而 join 返回的结果是以左表的 key 列为准的左连接, 要执行指定连接类型 how= "inner", 两者的结果才一致。

4.10　数据集取子集

在前面的例子中, 已使用过选取单列 (单变量) 的例子, 如 df[' 日期 2'] 选取日期 2 这列。在实际分析中, 选取子集的需求较多, 如同时选择多列、根据条件选择列等, Pandas 可以使用 loc()、iloc() 和条件筛选等方法进行选择。

4.10.1　直接选择

直接选择方法类似于选择单列, 也可以用于选择多列, 此时命令中多了一个中括号 (方括号), 如代码清单 4-25 所示。

代码清单 4-25　选取一列数据示例

```
import pandas as pd

df = pd.DataFrame({'A': ['A0', 'A1', 'A2', 'A3'],
                   'B': ['B0', 'B1', 'B2', 'B3'],
                   'C': ['A4', 'A5', 'A6', 'A7'],
                   'D': ['B4', 'B5', 'B6', 'B7']})
df[['B','C']]
```

代码运行结果如下：

	B	C
0	B0	A4
1	B1	A5
2	B2	A6
3	B3	A7

可以根据切片的方式选取一行或多行数据，如需选择第 2 和第 3 行数据，可以直接运行代码 df[1:3]，结果如下：

	A	B	C	D
1	A1	B1	A5	B5
2	A2	B2	A6	B6

4.10.2　loc() 函数选取子集

通过上面方式选择子集显然不能完全满足实际分析需求，Pandas 提供了功能强大的 loc() 函数来选取子集。如选择 age ≤ 11 岁的 name 列，见代码清单 4-26。

代码清单 4-26　通过 loc() 函数选取子集示例

```
import pandas as pd

df = pd.DataFrame({'name': ['Aggie', 'Bess', 'Eve', 'Dana'],
                   'english': [98, 77.5, 83, 87],
                   'math': [78, 97.5, 85.5, 88],
                   'age': [11, 14, 7, 15]})
df.loc[df['age'] <= 11,'name']
```

代码运行结果如下：

```
0      Aggie
2      Eve
Name: name, dtype: object
```

选择 age ≤ 11 岁的 name 和 math 两列, 代码为: df.loc[df['age']<=11,['name','math']]。

代码运行结果如下:

	name	math
0	Aggie	78.0
2	Eve	85.5

还可以增加选择条件, 如选择 age ≤ 14 且 english<90 的 name 和 math 两列, 代码为: df.loc[(df['age']<=14)&(df['english']<90),['name','math']]。

代码运行结果如下:

	name	math
1	Bess	97.5
2	Eve	85.5

4.10.3　iloc() 函数选取子集

iloc() 函数通过位置来选取子集。在列和行较多, 或者因列名较长输入较麻烦时, 使用 iloc 函数选择子集会更便捷。以代码清单 4-26 中的 df 为例, 选择最后两行的数据, 代码为: df.iloc[-2:]。

代码运行结果如下:

	name	english	math	age
2	Eve	83.0	85.5	7
3	Dana	87.0	88.0	15

选择第 2 和第 3 列的数据, 代码为: df.iloc[:,1:3]。

代码运行结果如下:

	english	math
0	98.0	78.0
1	77.5	97.5
2	83.0	85.5
3	87.0	88.0

选择前两列、第 2 和第 3 两行的数据, 代码为: df.iloc[1:3,:2]。

代码运行结果如下:

	name	english
1	Bess	77.5
2	Eve	83.0

4.11 数据分组

4.11.1 groupby() 函数

groupby() 函数的主要作用是进行数据分组以及分组后的组内运算,在数据分析中较为常用。groupby 过程就是将原有 DataFrame 按照 groupby 变量,拆分为多个分组 DataFrame,即被拆分为多少个组就产生多少个分组 DataFrame,如代码清单 4-27 所示。

代码清单 4-27 对数据集进行 groupby 操作示例

```
import pandas as pd

df = pd.DataFrame({'class': ['A1', 'A2', 'A2', 'A1','A1', 'A2', 'A2', 'A1'],
                   'english': [98, 77.5, 83, 87,78, 87.5, 81, 75],
                   'math': [78, 97.5, 85.5, 85,75, 85, 79, 92]})
groups = df.groupby(by = 'class') # 按照 class 分组
list(groups) # 查看分组情况
```

代码运行结果如下:

```
[('A1',
      class  english  math
0     A1     98.0     78.0
3     A1     87.0     85.0
4     A1     78.0     75.0
7     A1     75.0     92.0),
 ('A2',
      class  english  math
1     A2     77.5     97.5
2     A2     83.0     85.5
5     A2     87.5     85.0
6     A2     81.0     79.0)]
```

从结果可以看到,groupby() 按 class 将原数据集分为两个数据集。groupby() 语法为:DataFrame.groupby(by=None, axis=0, level=None, as_index=True, sort=True, group_keys=True, squeeze=NoDefault.no_default, observed=False, dropna=True)。其中各项参数的说明见表 4-8。

表 4-8 groupby() 函数各项参数说明

名称	描述
by	分组字段,可以是列名、series、字典、函数,常用为列名
axis	指定切分方向,默认为 0,表示沿着行切分
level	如果轴是多层索引(MultiIndex),则按特定级别分组
as_index	是否将分组列名作为输出的索引
sort	排序
group_keys	将分组的键值添加到索引,以标识该块
squeeze	在可能情况下降低返回类型的维数,否则返回一致的类型
observed	如果为 True,只显示观察值;如果为 False,显示所有值
dropna	如果为 True,且分组键值包含 NA 值,则 NA 值连同行 / 列将被删除;如果为 False,NA 值也将被视为组中的键值

groupby 分组后得到的数据集通常不是分析的最终目的,之后一般还会进行一系列操作,如使用 agg() 等函数进行聚合操作。在代码清单 4-27 中,对分组后的数据集进一步计算 english 和 math 的均值,只需将 df.groupby('class') 代码修改为:df.groupby(by = 'class').agg('mean')。

代码运行结果如下:

	english	math
class		
A1	84.50	82.50
A2	82.25	86.75

agg() 函数为聚合操作,可以用来求和、均值、最大值和最小值等。常用聚合参数见表 4-9。

表 4-9 Agg() 函数常用聚合参数说明

函数	用途	函数	用途
min	最小值	max	最大值
sum	求和	mean	均值
median	中位数	std	标准差
var	方差	count	计数

Agg 还可以对多个变量同时进行聚合操作,如对 english 求均值,对 math 求中位数,可以利用字典进行聚合操作的指定,代码为:df.groupby('class').agg({'english': 'mean', 'math': 'median'})。

代码运行结果如下：

	english	math
class		
A1	84.50	81.50
A2	82.25	85.25

在数据分析中，有时会把 agg() 函数求得的值增加到原数据集中，如使用 transform() 函数可以把 class 分组后求得的 math 均值增加到原数据集中，见代码清单 4-28。

代码清单 4-28　transform() 函数使用示例

```
import pandas as pd

df = pd.DataFrame({'class': ['A1', 'A2', 'A2', 'A1','A1', 'A2', 'A2', 'A1'],
                    'english': [98, 77.5, 83, 87,78, 87.5, 81, 75],
                    'math': [78, 97.5, 85.5, 85,75, 85, 79, 92],})
df['math_mean'] = df.groupby(by='class')['math'].transform('mean')
print(df)
```

代码运行结果如下：

	class	english	math	math_mean
0	A1	98.0	78.0	82.50
1	A2	77.5	97.5	86.75
2	A2	83.0	85.5	86.75
3	A1	87.0	85.0	82.50
4	A1	78.0	75.0	82.50
5	A2	87.5	85.0	86.75
6	A2	81.0	79.0	86.75
7	A1	75.0	92.0	82.50

4.11.2　cut() 和 qcut() 函数

groupby 是对整个数据集进行分组然后进行聚合等操作，但是在实际分析中，经常需要对某个变量（列）进行分组。在 Pandas 中，cut 和 qcut 函数可以非常便捷地实现各变量分组，其中 cut 函数是按照指定数据的值进行分割，而 qcut 函数则是根据数据本身的数量对数据进行等分。

利用 cut() 将 age 按照指定数值分组，如代码清单 4-29 所示。

代码清单 4-29　利用 cut() 进行分组操作示例

```
import pandas as pd

df = pd.DataFrame({'name': ['Aggie', 'Bess', 'Eve', 'Dana', 'Jon', 'Alexis', 'Ada', 'pank'],
                   'math': [78, 97.5, 85.5, 88, 98, 77.5, 83, 87],
                   'age': [11, 14, 7, 15, 21, 25, 27, 22]})
age_groups = [0,10,20,30]
df['age_g'] = pd.cut(df['age'],age_groups) # 按照 age_groups 分组
df
```

代码运行结果如下：

	name	math	age	age_g
0	Aggie	78.0	11	(10, 20]
1	Bess	97.5	14	(10, 20]
2	Eve	85.5	7	(0, 10]
3	Dana	88.0	15	(10, 20]
4	Jon	98.0	21	(20, 30]
5	Alexis	77.5	25	(20, 30]
6	Ada	83.0	27	(20, 30]
7	pank	87.0	22	(20, 30]

从结果可以看到 age 分组后的 age_g 变量是按左开右闭的切分数据，也可以使用 right 参数对此进行修改，并且 cut() 函数提供 labels 参数进行标注，如代码清单 4-30 所示。

代码清单 4-30　cut() 函数常用参数使用示例

```
import pandas as pd
import pandas as pd

df = pd.DataFrame({'name': ['Aggie', 'Bess', 'Eve', 'Dana', 'Jon', 'Alexis', 'Ada', 'pank'],
                   'math': [78, 97.5, 85.5, 88, 98, 77.5, 83, 87],
                   'age': [11, 14, 7, 15, 21, 25, 27, 22]})
age_groups = [0, 10, 20, 30]
df['age_g1'] = pd.cut(df['age'], age_groups, right=False) # 左闭右开
df['age_g2'] = pd.cut(df['age'], age_groups, right=False, labels=[
                      '0~9', '10~19', '20~29']) # 左闭右开，并进行标注
df
```

代码运行结果如下：

	name	math	age	age_g1	age_g2
0	Aggie	78.0	11	[10, 20)	10~19
1	Bess	97.5	14	[10, 20)	10~19
2	Eve	85.5	7	[0, 10)	0~9
3	Dana	88.0	15	[10, 20)	10~19
4	Jon	98.0	21	[20, 30)	20~29
5	Alexis	77.5	25	[20, 30)	20~29
6	Ada	83.0	27	[20, 30)	20~29
7	pank	87.0	22	[20, 30)	20~29

qcut() 可以将变量的数据进行等分切割，即将变量按照数量进行分割，使分割后每组的数据数量尽量相同。其使用方法与 cut() 使用方法类似，如代码清单 4-31 所示。

代码清单 4-31　利用 qcut() 函数进行分组操作示例

```
import pandas as pd

df = pd.DataFrame([x**2 for x in range(11)], columns=['number'])
print(df)
# qcut：把变量由小到大分成四组，并且让每组变量的数量相同
df_qcut = df.copy()
df_qcut['qcut_group'] =pd.qcut(df_qcut['number'], 4)
print(df_qcut)
# 查看每个分组里变量的个数
print(df_qcut['qcut_group'].value_counts())
```

代码运行结果如下：

number		number	qcut_group
0	0	0	0	(−0.001, 6.5]
1	1	1	1	(−0.001, 6.5]
2	4	2	4	(−0.001, 6.5]
3	9	3	9	(6.5, 25.0]
4	16	4	16	(6.5, 25.0]
5	25	5	25	(6.5, 25.0]
6	36	6	36	(25.0, 56.5]
7	49	7	49	(25.0, 56.5]
8	64	8	64	(56.5, 100.0]
9	81	9	81	(56.5, 100.0]
10	100	10	100	(56.5, 100.0]

```
(−0.001, 6.5]     3
(6.5, 25.0]       3
(56.5, 100.0]     3
(25.0, 56.5]      2
Name: qcut_group, dtype: int64
```

df_qcut['qcut_group'].value_counts()
查看每个分组里变量的个数

pd.quct (df_qcut['number'], 4)
把变量由小到大分成4组，
并且让每组变量的数量相同

从结果可以看到,使用 qcut() 对数据进行分割后,每个分组里的数据频数大致相等。

4.12 melt() 函数

melt() 函数可以将数据结构从宽格式转换为长格式,类似列转行操作,即将 DataFrame 压缩为一种格式,其中一列或多列是标识符变量,其他列(被视为测量变量)都不会旋转到行轴。其使用方如代码清单 4-32 所示,指定 A 列为标识符变量,即 A 列保持不变,将 B 列和 C 列数据都拆到各行中。

代码清单 4-32 melt() 函数使用示例

```python
import pandas as pd

df = pd.DataFrame({'A': {0: 'a', 1: 'b', 2: 'c'},
                   'B': {0: 1, 1: 3, 2: 5},
                   'C': {0: 2, 1: 4, 2: 6}})
print(df)
print(pd.melt(df, id_vars=['A'], var_name=' 变量 ', value_name=' 值 '))
print(pd.melt(df, id_vars=['A'], value_vars=['B'], var_name=' 变量 ', value_name=' 值 '))
```

代码运行结果如下:

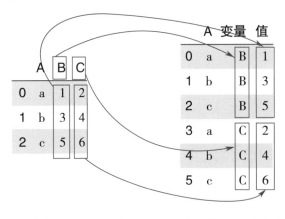

在代码清单 4-32 中,id_vars 用于指定不变的列,value_vars 用于按需要拆分的列,如不指定(默认)则其余列全拆分;然后,按指定列拆分,如代码中最后一行相当于只对 B 列做了转化,而忽略了 C 列。

4.13 数据集更新

4.13.1 replace() 函数

replace() 函数在数据清理中应用非常广泛,其基本语法为:df.replace(Value_old,Value_new)。其中,Value_old 为需替换的值,Value_new 是替换后的值。replace() 替换后原 DataFrame 并没有改变,改变的只是一个复制品,要改变原 DataFrame,需要设定参数 inplace=True,如代码清单 4-33 所示。

代码清单 4-33　利用 replace() 函数进行数据更新示例

```python
import pandas as pd

df = pd.DataFrame({'A': ['a', 'b', 'c'], 'B': ['x', 'y', 'z']})
# 替换 A 列数据
print(df['A'].replace('b', 'B'))
# 同时替换多个字符
print(df.replace(['a', 'x'], ['A', 'X']))
# 使用正则表达式进行替换
df.replace([r'[a-z]'], 0, regex=True, inplace=True)
print(df)
```

代码运行结果如下:

```
          A B        A B
0  a      0 A X      0 0 0
1  B      1 b y      1 0 0
2  c      2 c z      2 0 0
Name: A, dtype: object
  单列替换      多值替换      正则表达式
                        替换
```

4.13.2 update() 函数

在数据收集中,由于调查资料不断更新等原因,数据库有可能,也需要实时更新,update() 函数在这种场景下应用较多。其格式为:DataFrame.update (other, join='left', overwrite=True, filter_func=None, errors='ignore')。其中主要参数说明见表 4-10。

update() 函数的使用方法如代码清单 4-34 所示。

表 4-10　update() 函数主要参数说明

名称	描述
other	DataFrame 对象，应该至少有一个与原始 DataFrame 匹配的 index/column 标签。如果传递了一个 Series，则必须设置它的 name 属性，并将其用作列名，以便与原始的 DataFrame 保持一致
join	"left"，只实现 left join，保留原始对象的索引和列
overwrite	处理重复键的非 NA 值：①True 表示用其他 DataFrame 的值覆盖原始数据的值；②False 表示仅更新原始 DataFrame 中 NA 的值
filter_func	可以选择替换 NA 以外的值，对于应该更新的值返回 True
errors	"raise" 或 "ignore"，如果为 "raise"，则当 DataFrame 和其他两者在同一位置包含非 NA 数据时，将引发 ValueError

代码清单 4-34　利用 update() 更新数据示例

```python
import pandas as pd
import numpy as np


df1 = pd.DataFrame({'A': {0: 'a', 1: 'b', 2: 'c'},
                    'B': {0: 1, 1: np.nan, 2: 5},
                    'C': {0: 2, 1: 4, 2: 6}})
print(df1)
df2 = pd.DataFrame({'A': {0: 'a', 1: 'b', 2: 'c'},
                    'B': {0: 1, 1: 3, 2: 5},
                    'C': {0: 5, 1: 4, 2: 6}})
print(df2)
df1.update(df2)
print(df1)
```

代码执行结果如下：

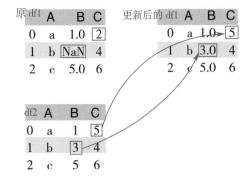

在代码清单 4-34 中, update() 未指定任何参数, overwrite 默认为 True, 更新后的 df1 同时更新了缺失值和 df2 与原 df1 不同的值。若只更新缺失数据, 可以加上 overwrite 参数, 如代码清单 4-35 所示。

代码清单 4-35　update() 函数参数使用示例

```python
import pandas as pd
import numpy as np

df1 = pd.DataFrame({'A': {0: 'a', 1: 'b', 2: 'c'},
                    'B': {0: 1, 1: np.nan, 2: 5},
                    'C': {0: 2, 1: 4, 2: 6}})
print(df1)
df2 = pd.DataFrame({'A': {0: 'a', 1: 'b', 2: 'c'},
                    'B': {0: 1, 1: 3, 2: 5},
                    'C': {0: 5, 1: 4, 2: 6}})
print(df2)
df1.update(df2, overwrite=False)
print(df1)
```

代码执行结果如下:

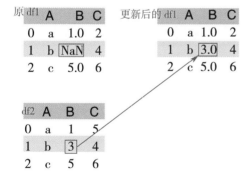

在代码清单 4-35 中, update() 函数增加了 overwrite=False 参数, 实现了只更新缺失值的数据。

4.14　数据集比较

在数据清理过程中, 有时候会遇到比较两个数据集的情况, 可以使用 compare() 比较其间的差异, 其格式如下 : DataFrame.compare(other, align_axis=1, keep_shape=False, keep_equal=False)。其中主要参数说明见表 4-11。

compare() 函数使用方法如代码清单 4-36 所示。

表 4-11　compare() 函数常见参数说明

名称	描述
other	被对比的数据
align_axis	差异堆叠在行或列上
keep_shape	如果为真,则保留所有行和列;否则,只保留不同的值
keep_equal	如果为真,则结果保持相等的值;否则,相等的值将显示为 NaN

代码清单 4-36　使用 compare() 比较 Series 和 DataFrame 数据集示例

```python
import pandas as pd
import numpy as np

sx = pd.Series(['a', 'b'])
sy = pd.Series(['a', 'c'])
print(sx.compare(sy))

x = {'col1': ['a', 'b', 'd'], 'col2': [1.0, np.nan, 3.0]}
y = {'col1': ['a', 'b', 'c'], 'col2': [1.0, 2.0, 3.0]}
dfx = pd.DataFrame(x, columns=['col1', 'col2'])
dfy = pd.DataFrame(y, columns=['col1', 'col2'])
print(dfx.compare(dfy))
```

代码运行结果如下:

	self	other
1	b	c

	col1		col2	
	self	other	self	other
1	NaN	NaN	NaN	2.0
2	d	c	NaN	NaN

结果只给出了有差异的行。默认情况下,如果两个对应的值相等,它们将显示为 NaN;如果整个行 / 列中的所有值都相等,则将从结果中省略,其余差异将在列上对齐。如果设置参数 keep_shape 和 keep_equal 为 True,则保留所有原始行以及所有原始值,代码为:dfx.compare(dfy, keep_equal=True, keep_shape=True)。

运行结果如下:

	col1		col2	
	self	other	self	other
0	a	a	1.0	1.0
1	b	b	NaN	2.0
2	d	c	3.0	3.0

此外, 还可以使用函数 equals() 来对比两个数据集是否有差异, 测试其是否包含相同元素, 格式为: DataFrame.equals(other)。其中, other 为被对比的数据集。

此功能允许将两个 Series 或 DataFrame 相互比较, 以查看它们是否具有相同的形状和元素。相同位置的 NaN 被认为是相等的。列标题不必具有相同的类型, 但是列中的元素必须具有相同的 dtype, 使用方法如代码清单 4-37 所示。

代码清单 4-37 使用 equals() 函数比较 Series 和 DataFrame 数据集示例

```python
import pandas as pd
import numpy as np

sx = pd.Series(['a', 'b'])
sy = pd.Series(['a', 'c'])
print(sx.equals(sy))

x = {'col1': ['a', 'b', 'c'], 'col2': [1.0, np.nan, 3.0]}
y = {'col1': ['a', 'b', 'c'], 'col2': [1.0, 2.0, 3.0]}
dfx = pd.DataFrame(x, columns=['col1', 'col2'])
dfy = pd.DataFrame(y, columns=['col1', 'col2'])
print(dfx['col1'].equals(dfy['col1']))
print(dfx['col2'].equals(dfy['col2']))
```

代码运行结果如下:

```
False
True
False
```

两个 Series 数据集 sx 和 sy 的元素值不相等, 返回值为 False。两个 DatsFrame 数据集 dfx 和 dfy 在 "col1" 列上的元素和列标签具有相同的类型和值, 返回 True。在 "col2" 列上的元素值不相等, 则返回 False。

5　高级数据管理

主要内容

- 控制流
- 函数
- Lambda 函数
- 向量化字符串操作
- 正则表达式

上一部分详细介绍了使用 Pandas 库进行数据清理的方法,这些方法能应对大部分数据处理工作。但是 Python 作为通用编程语言在数据清理方面的优势远不止于此。Python 的一些函数,如 apply 等可以对 DataFrame 进行逐行、逐列和逐元素的操作,结合 lambda 等函数一起使用,功能非常强大;Pandas 的向量化字符串操作在处理一些 DataFrame 中的字符串时非常便捷、高效,等等。下面就来介绍一些 Python 实用的功能。

5.1　控制流

Python 处理程序的流程一般按照从上到下的顺序,但是在需要根据条件执行某些程序或重复使用某些数据时,就要打破从上到下的正常执行顺序。条件(分支)语句和循环语句能起到这样的作用。

5.1.1　条件(分支)语句

条件(分支)语句(结构)是根据判断条件结果而选择不同向前路径的运行方式。分支语句分为单分支、二分支和多分支。

5.1.1.1　单分支结构

单分支结构只需要判断一个条件,根据这个条件是否成立来决定是否执行一段语句,其使用方法如代码清单 5-1 所示。

代码清单 5-1　单分支结构示例

```
name = ' 李四 '
if name == ' 李四 ':
    print(' 李四 ')
if name == ' 张三 ':
    print(' 张三 ')
```

代码运行结果为 : 李四。

if 语句首先评估条件的结果值,如果为 True,执行语句块中的一个或多个语句序列 ; 如果为 False,语句块中的语句会被跳过。

5.1.1.2　二分支结构

二分支结构是根据条件判断的不同而选择不同执行路径的一种分支结构。二分支结构也只需要判断一个条件,根据这个条件来决定执行的语句块 : 成立,执行语句块 1; 不成立,执行语句块 2。其格式如下 :

if < 条件 >:

　　< 语句块 1>

else:

　　< 语句块 2>

5.1.1.3　多分支结构

多分支结构是根据不同条件来选择语句块运行的一种分支结构,需要判断多个条件,根据当前条件是否成立来决定是否执行当前语句块。当所有条件都不成立时,执行 else 语句块。

二分支和多分支的使用方法如代码清单 5-2 所示。

代码清单 5-2　二分支与多分支结构示例

```
BMI = 27.6
# 二分支与多分支结构
if BMI < 18.5:
    dom = ' 偏瘦 '
elif 18.5 <= BMI < 24:
    dom = ' 正常 '
elif 24 <= BMI < 28:
    dom = ' 偏胖 '
else:
    dom = ' 肥胖 '
print(' 您的 BMI 指标 : {}'.format(dom))
```

代码运行结果如下：

您的 BMI 指标：偏胖

5.1.2 循环结构

根据循环执行次数的确定性，循环可以分为确定次数循环和非确定次数循环。确定次数循环指循环体对循环次数有明确的定义，在 Python 中被称为遍历循环。其中，循环次数为遍历结构中的元素个数，可以通过 for 语句实现。非确定次数循环，也称为无限循环，指程序不确定循环体可能的执行次数，而通过条件判断是否继续执行循环体，可以通过 while 语句实现。

5.1.2.1 遍历循环 for 语句

遍历循环指从遍历结构中逐一提取元素，放到循环变量中，并对所提取的每个元素执行一次语句块。它的使用方法如下：

for < 循环变量 > in < 遍历结构 >:

    < 语句块 >

遍历循环是由 for-in 构成的循环结构，可以是 range(m,n,k)、字符串、序列等。当遍历循环结构采用 range(m,n,k) 时，可以称为计数循环，通过 range(m,n,k) 产生一个数字序列，包含 (n-m)/k 个元素，每个元素都是整数，如代码清单 5-3 所示。

代码清单 5-3　遍历循环 for 语句示例

```
# 遍历结构为 range 函数
for i in range(1, 8, 2):
    print(i, end=" ")
print('\n') # 打印换行符
# 遍历结构为字符串
for i in "DataAnalysis":
    print(i, end=",")
print('\n') # 打印换行符
# 遍历结构为列表
for i in [123, "PYTHON", 456]:
    print(i)
```

代码运行结果如下：

1 3 5 7 遍历结构为 range 函数

D,a,t,a,A,n,a,l,y,s,i,s, 遍历结构为字符串，注意 print 函数的 end 参数

123
PYTHON
456 　遍历结构为列表

5.1.2.2　遍历循环 DataFrame

除了遍历字符串、列表外，Python 还可以遍历 DataFrame。按行遍历可以使用 iterrows() 函数，返回值为行 Series；按列遍历可以使用 iteritems() 函数，返回值为列 Series，如代码清单 5-4 所示。

代码清单 5-4　遍历 DataFrame 示例

```python
import pandas as pd

# 新建数据库
df = pd.DataFrame({'OR':[2.1,2.5,1.2,0.8],
                   '2.5%':[0.92,1.01,0.28,0.04],
                   '97.5%':[3.02,3.34,2.02,1.87]},
                  index=[' 吸烟 ',' 饮酒 ',' 看电视 ',' 家务 '])
# 按行遍历
for i, row in df.iterrows():
    print(f'{i}:\n{row}')    # \n 为换行符
# 按列遍历
for i,coldata in df.iteritems():
    print(f'{i}:\n{coldata}')    # \n 为换行符
```

代码运行结果如下：

吸烟：　　　　　　　按行遍历
OR　　　　　2.10
2.5%　　　　0.92
97.5%　　　3.02
Name: 吸烟 , dtype: float64
饮酒：
OR　　　　　2.50
2.5%　　　　1.01
97.5%　　　3.34
Name: 饮酒 , dtype: float64
看电视：
OR　　　　　1.20
2.5%　　　　0.28
97.5%　　　2.02
Name: 看电视 , dtype: float64
家务：
OR　　　　　0.80
2.5%　　　　0.04
97.5%　　　1.87
Name: 家务 , dtype: float64

OR:　　　　　　　按列遍历
吸烟　　　　2.1
饮酒　　　　2.5
看电视　　　1.2
家务　　　　0.8
Name: OR, dtype: float64
2.5%:
吸烟　　　　0.92
饮酒　　　　1.01
看电视　　　0.28
家务　　　　0.04
Name: 2.5%, dtype: float64
97.5%:
吸烟　　　　3.02
饮酒　　　　3.34
看电视　　　2.02
家务　　　　1.87
Name: 97.5%, dtype: float64

注意,Python 遍历 DataFrame 效率并不高,而且是一个降低性能的过程,一般不建议通过遍历 DataFrame 方式来修改数据。若要使用类似操作修改数据,可以通过后面介绍的函数进行操作。但是可以用 for 循环遍历一些小数据,来生成想要的表格。如代码清单 5-5,按行遍历,生成符合特定要求的"OR(95%CI)"格式。

代码清单 5-5　按行遍历示例

```
for i, row in df.iterrows():    # df 是代码清单 5-4 中的数据库
    print(f'{i}\t{row[0]}({row[1]}-{row[2]})')   # \t 为制表符
```

输出结果如下:

吸烟	2.1(0.92–3.02)
饮酒	2.5(1.01–3.34)
看电视	1.2(0.28–2.02)
家务	0.8(0.04–1.87)

5.1.2.3　无限循环 while 语句

无限循环是由条件控制的循环运行方式,其格式如下:

while <条件判断>:

　　　<语句块>

无限循环不再是遍历某一个结构,而是根据条件判断来进行循环。如果判断条件成立,下面的语句块就会被执行,执行之后再次判断条件,如果条件再次成立,就会继续执行下面的语句块,然后再次判断循环。也就是说,无限循环是反复执行语句块,直到条件不满足时结束,如代码清单 5-6 所示。

代码清单 5-6　无限循环 while 语句示例

```
s = 'PYTHON'
idx = 0
while idx < len(s):
    idx += 1        # 同 idx=idx+1
print(" 字符串的长度是: ", idx)
```

代码运行结果如下:

字符串的长度是: 6

通过上述代码实现了一个字符串长度的计数器,需要在循环之前对计数器 idx 进行初始化,并在每次循环中对计数器 idx 进行累加。

另外,Python 通过两个循环控制保留字 break 和 continue(几乎所有语言都是这样)。break 表示结束当前循环,continue 表示跳过当次循环但并不影响循环的继续。break 和

continue 都可以与 for 循环和 while 循环搭配使用。

5.2 函数

前面已经介绍了自定义函数,接下来介绍一些实用的内置函数(即不需要自定义,可以直接调用的函数),帮助读者更高效地处理数据。

5.2.1 pandas 函数

5.2.1.1 map 函数

map() 函数主要用于 Series 对象,可以接收函数或字典作为参数,返回经函数或字典映射处理后的值。例如,将一个 Series 中的性别"男"换为 1,"女"换为 0,实现代码如代码清单 5-7 所示。

代码清单 5-7　map 函数应用示例

```
# 导入 pandas 库
import pandas as pd

# 构建一个 Series
s = pd.Series([' 男 ',' 女 ',' 女 ',' 女 ',' 男 ',' 女 ',' 男 '])
print(s) # 打印 Series
# 利用 map 函数将男换成 1,女换成 0
s.map({' 男 ':1,' 女 ':0})
```

代码运行结果如下:

原 s		map 后的 s	
0	男	0	1
1	女	1	0
2	女	2	0
3	女	3	0
4	男	4	1
5	女	5	0
6	男	6	1
dtype: object		dtype: int64	

5.2.1.2 apply 函数

apply() 可以用于 Series,也可以用于 DataFrame。apply() 用于 Series 的作用原理和使用方法与 map 方法类似,区别在于 apply 可以传入更复杂的函数。在实际操作中,apply() 函数主要用于 DataFrame,可以对行、列进行逐行操作,比 for 循环高效得多。Apply 应用非常广泛,下面将详细介绍其用法。

apply 语句的基本形式为:DataFrame.apply(func, axis=0, broadcast=False, raw=False, reduce=None, args=(), **kwds)。各参数说明详见表 5-1。

表 5-1　apply 函数参数说明

名称	描述
func	应用于每个列 / 行的函数
axis	0 表示对每一列应用函数,1 表示对每一行应用函数
broadcast	对于聚合函数,返回与所传播值大小相同的对象
raw	如果为 False,将每一行或每一列转换为一个 Series;如果为 True,传递的函数将接收 ndarray 对象
reduce	如果 DataFrame 为空,函数将使用该参数来确定结果应该是 Series 还是 DataFrame;如果值为 None,会通过调用 func 为空 Series 来猜测函数的返回值;如果值为 True,将始终返回 Series;如果值为 False,将始终返回 DataFrame
args	除了数组 / 序列之外,传递给函数的位置参数

在参数中,需要特别注意 axis。axis=0 代表向 0 轴操作,axis=1 代表向 1 轴操作。代码清单 5-8 展示了如何利用 apply 函数求行和列的和。

代码清单 5-8　使用 apply() 调用自定义函数示例

```python
# 导入库
import numpy as np
import pandas as pd


np.random.seed(100) # 指定随机种子
# 创建数据
df = pd.DataFrame({"x1":np.random.randn(5)*10,
                   "x2":np.random.randn(5)*10,
                   "x3":np.random.randn(5)*10 })
# 计算行、列合计
df.loc['rowsum'] = df.apply(np.sum,axis=0)# 计算行合计
df ['colsum']=df.apply(np.sum,axis=1) # 计算列合计
df
```

代码运行结果如下:

	x1	x2	x3	colsum	
0	−17.497655	5.142188	−4.580270	−16.935736	
1	3.426804	2.211797	4.351635	9.990236	
2	11.530358	−10.700433	−5.835951	−5.006026	axis=0
3	−2.524360	−1.894958	8.168471	3.749152	
4	9.813208	2.550014	6.727208	19.090430	
rowsum	4.748355	−2.691392	8.831093	10.888056	

axis=1

apply() 函数可以传递自定义函数,如某科室要统计其成员在某考试中的成绩是否及格,可以使用 apply() 函数来实现,详见代码清单 5-9 所示。

代码清单 5-9　使用 apply() 调用自定义函数示例

```
import pandas as pd

data = {
    'Name': [' 张三 ', ' 李四 ', ' 王五 ', ' 赵六 ', ' 孙七 '],
    'Rank': [' 医师 ', ' 主治医师 ', ' 副主任医师 ', ' 主任医师 ', ' 主任医师 '],
    'Score': [300, 200, 150, 220, 210]
}
df = pd.DataFrame(data)

# 自定义函数,根据分数判断等级
def cal(row):
    if row['Score'] >= 200:
        result = ' 及格 '
    else:
        result = ' 不及格 '
    return result

df ['Level'] = df.apply(cal, axis=1)
print(df)
```

代码运行结果如下所示：

	Name	Rank	Score	Level
0	张三	医师	300	及格
1	李四	主治医师	200	及格
2	王五	副主任医师	150	不及格
3	赵六	主任医师	220	及格
4	孙七	主任医师	210	及格

axis=1，就是把一行数据作为 Series 数据结构传入自定义函数中，在函数中实现对 Score 属性的计算，返回一个结果。apply() 函数会自动遍历 DataFrame 每一行的数据，最后将所有结果组合成一个 Series 数据结构并返回。

想给自定义函数传递参数时，则可以使用 apply() 函数的 **kwds 参数。例如，同样根据分数判断等级，用户自己传递计算需要的列名"Score"，每次更改标签时就不用修改自定义函数了，如代码清单 5-10 所示。

代码清单 5-10 使用 apply() 调用自定义函数并传参数示例

```
data = {
    'Name': [' 张三 ', ' 李四 ', ' 王五 ', ' 赵六 ', ' 孙七 '],
    'Rank': [' 医师 ', ' 主治医师 ', ' 副主任医师 ', ' 主任医师 ', ' 主任医师 '],
    'Score': [300, 200, 150, 220, 210]
}
df = pd.DataFrame(data)

# 自定义函数，根据分数判断等级
def cal(df,col):
    if df [col] >= 200:
        result = ' 及格 '
    else:
        result = ' 不及格 '
    return result

df ['Level'] = df.apply(cal, axis=1, col='Score')
print(df)
```

代码运行结果略。

5.2.1.3 applymap 函数

applymap 函数可以对 DataFrame 中的每个元素执行指定函数操作，使用比较简单。例如, 对代码清单 5-8 中的 DataFrame 中的数据全部进行对数转换, 使用 applymap 函数代码为: df.applymap(np.log)。

代码运行结果如下:

	x1	x2	x3	colsum
0	NaN	1.637479	NaN	NaN
1	1.231628	0.793805	1.470552	2.301608
2	2.444983	NaN	NaN	NaN
3	NaN	NaN	2.100282	1.321530
4	2.283729	0.936099	1.906160	2.949187
rowsum	1.557798	NaN	2.178279	2.387666

程序对每个 >0 的数据进行 log 转换, <0 的数据以缺失值替代。

5.2.2 lambda 函数

lambda 函数也称为匿名函数, 是指一类不需要定义标识符 (函数名) 的函数。它仅由单条语句组成, 结果就是返回值。lambda 函数虽然后面只能有一个表达式, 但是可以接收任意多个参数 (包括可选参数), 在数据分析中应用非常广泛, 常与 apply 等函数一起使用, 可以减少输入代码量。其基本形式为: lambda arguments: expression。其中, 冒号前为参数, 冒号后为表达式。

在医学统计中, 常需要根据现有变量按条件生成新的变量, 如根据收缩压和舒张压生成高血压变量, 根据性别对体重进行不同处理等, 使用 lambda 函数来实现非常便捷, 如代码清单 5-11 所示。

代码清单 5-11 lambda 函数应用示例

```
import pandas as pd
import numpy as np

# 读取数据
df = pd.read_csv(' ../data/lambda.csv')
# 根据收缩压和舒张压生成高血压变量
df [' 高血压 '] = df.apply(lambda x: 1 if (x [' 收缩压 '] >= 140)|(x [' 舒张压 '] >= 90 ) else 0,
               axis=1)
# 生成新变量, 条件为: 如果性别为 1, 那么对体重求对数, 否则为缺失值 NaN
df ['newvar'] = df.apply(lambda x: np.log(x [' 体重 ']) if x [' 性别 '] ==1 else np.nan,
               axis=1)
df
```

代码运行结果如下：

	性别	收缩压	舒张压	体重	高血压	newvar
0	1	122	82	89.2	0	4.490881
1	1	125	72	65.5	0	4.182050
2	1	132	78	75.4	0	4.322807
3	2	140	70	63.9	1	NaN
4	2	132	86	58.4	0	NaN
5	2	148	70	65.8	1	NaN
6	1	138	88	70.2	0	4.251348
7	1	138	96	78.2	0	4.359270
8	2	100	62	59.3	0	NaN
9	2	125	85	50.2	0	NaN

5.3 向量化字符串操作

Python 内置一系列强大的字符串处理方法，但这些方法只能处理单个字符串，处理一个序列的字符串时需要用到循环。那么，有没有办法实现不用循环就同时处理多个字符串呢？Pandas 的向量化操作就提供了这样的方法。

向量化操作使用户不必担心数组的长度和维度，只需要关注操作功能，尤其是除了支持常用字符串操作方法外，还集成了正则表达式的大部分功能，这使得 Pandas 在处理字符串序列时具有非常强大的功能。

如对表 5-2 的数据进行清理，用向量化字符串操作非常方便。

表 5-2　向量化字符串操作案例

年龄	身高	居住地	疾病
15	mid:(178cm)	ZJ 省 NB 市 JD 区 DL 街道	屈光不正
44	low:(157)	ZJ 省 NB 市 JD 区 BH 街道	结膜炎
27	mid:(179。cm)	ZJ 省 NB 市 JD 区 BH 街道	慢性 结膜炎
46	low:(159cm)	NB 市 JB 区 HT 街道 225 号	结膜炎
60	hig:(180 厘米)	ZJ 省 NB 市 JD 区 BH 街道	结膜炎
68	low:(172—)	NB 市 HS 区 BY 街道 108 号	白内障
68	mid:(175cm)	JB 区 YJ 街道 113 号	视物模糊
72	mid:(174 厘米)	ZJ 省 NB 市 JD 区 BZ 街道	睑 缘炎
58	low:(155cm)	ZJ 省 NB 市 JD 区 ML 街道	睑缘炎
49	low:(161lm)	ZJ 省 NB 市 JD 区 BZ 街道	眼 睑肉 - 芽肿

首先找出居住地所有包含 BH 的街道, 导入数据库, 实现代码 (代码清单 5-12 所示)。

代码清单 5-12　　contains 函数应用示例

```
import pandas as pd

# 导入数据
df = pd.read_csv('../data/ 向量化 .csv')
# 找出居住地中所有包含 BH 的街道
bh = df [' 居住地 '].str.contains('BH')
df [bh]   # 包含 BH 街道的数据库
```

代码运行结果如下 :

	年龄	身高	居住地	疾病
1	44	low:(157cm)	ZJ 省 NB 市 JD 区 BH 街道	结膜炎
2	27	mid:(179cm)	ZJ 省 NB 市 JD 区 BH 街道	慢性结膜炎
4	60	hig:(180cm)	ZJ 省 NB 市 JD 区 BH 街道	结膜炎

从表 5-2 能看出,"疾病"变量中含有一些空格,可以使用 len 函数查看其长度。代码为 : df [' 疾病 '].str.len()。

代码运行结果如下 :

```
0    28
1    29
2     7
3     5
4     4
5    29
6    28
7     6
8    29
9     7
Name: 疾病 , dtype: int64
```

上述结果中部分字段中含有大量空格,可以使用 strip 函数清理,代码为 df [' 疾病 '] = df [' 疾病 '].str.strip(),运行结果如下 :

```
0        屈光不正
1        结膜炎
```

2　　　　慢性 结膜炎

3　　　　　结膜炎

4　　　　　结膜炎

5　　　　　白内障

6　　　　视物模糊

7　　　　睑 缘炎

8　　　　　睑缘炎

9　　　眼 睑肉 - 芽肿

Name: 疾病 , dtype: object

从结果可以看到,中间的空格并没有删除,这是因为 strip 只能清除两端的空格,可以使用 replace 函数替换所有空格和 "-",如代码清单 5-13 所示。

代码清单 5-13　replace 函数示例

```
df [' 疾病 '] = df [' 疾病 '].str.replace(' ',' ') # 替换掉空格
df [' 疾病 '] = df [' 疾病 '].str.replace('-',' ') # 替换掉 "-"
df [' 疾病 ']
```

代码运行结果如下:

0　　　　屈光不正

1　　　　　结膜炎

2　　　　慢性结膜炎

3　　　　　结膜炎

4　　　　　结膜炎

5　　　　　白内障

6　　　　视物模糊

7　　　　　睑缘炎

8　　　　　睑缘炎

9　　　　眼睑肉芽肿

Name: 疾病 , dtype: object

接下来对身高变量进行数据清理,如只提取身高的数据可以根据位置直接截取,代码为: df [' 身高 '].str[5:8]。代码运行结果如下:

1　　　　178

2　　　　157

3	179
4	159
5	180
6	172
7	175
8	174
9	155
10	161

Name: 身高 , dtype:object

如果要保留冒号前的内容,还可以使用 split 函数可将其分为两列,如代码清单 5-14 所示:

代码清单 5-14　split 函数示例

```
df [[' 程度 ',' 身高 ']] = df [' 身高 '].str.split(':',expand=True)
df
```

代码运行结果如下:

	年龄	身高	居住地	疾病	程度
0	15	（178cm）	ZJ 省 NB 市 JD 区 DL 街道	屈光不正	mid
1	44	（157）	ZJ 省 NB 市 JD 区 BH 街道	结膜炎	low
2	27	（179。cm）	ZJ 省 NB 市 JD 区 BH 街道	慢性 结膜炎	mid
3	46	（159cm）	NB 市 JB 区 HT 街道 225 号	结膜炎	low
4	60	（180 厘米）	ZJ 省 NB 市 JD 区 BH 街道	结膜炎	hig
5	68	（172—）	NB 市 HS 区 BY 街道 108 号	白内障	low
6	68	（175cm）	JB 区 YJ 街道 113 号	视物模糊	mid
7	72	（174 厘米）	ZJ 省 NB 市 JD 区 BZ 街道	睑 缘炎	mid
8	58	（155cm）	ZJ 省 NB 市 JD 区 ML 街道	睑缘炎	low
9	49	（161lm）	ZJ 省 NB 市 JD 区 BZ 街道	眼 睑肉 - 芽肿	low

最后,可以再根据位置提取身高数值,代码为: df [' 身高 '] = df [' 身高 '].str[1:4](代码运行结果略)。

在实际数据清理中,通过向量化操作结合正则表达式会更便捷。

Pandas 的向量化操作几乎包括了大部分 Python 的内置字符串方法,详见表 5-3。

表 5-3　Pandas 的向量化操作方法

方法名	功能描述	方法名	功能描述
len()	计算字符串长度	lower()	所有大写字母转换为小写字母，仅限英文
upper()	小写字母转换为大写字母	translate()	根据 maketrans() 函数给出的字符映射表来转换字符
find()	查找字符串中指定的子字符串第一次出现的位置	rfind()	查找字符串中指定的子字符串最后一次出现的位置
index()	查找字符串中第一次出现子字符串的位置	rindex()	返回子字符串最后一次出现在字符串中的索引位置
center()	通过在两边添加填充 n 字符 X（默认为空格）让字符串居中	strip()	去除字符串开头和结尾处指定字符
rstrip()	删除字符串末尾的指定字符（默认为空格）	capitalize()	将字符串的第一个字母变成大写，其余字母变为小写
lstrip()	截掉字符串左边的空格或指定字符	swapcase()	同时将字符串 str 中的大小写字母互换
partition()	根据指定的分隔符（sep）将字符串进行分割，从左边开始	rpartition()	根据指定分隔符（sep）分割字符串，从右边开始
startswith()	判断字符串是否以指定字符或子字符串开头	endswith()	判断字符串是否以指定字符或子字符串结尾
split()	通过指定分隔符从左侧开始对字符串进行切片，分隔成 num+1 个子字符串	rsplit()	通过指定分隔符从右侧开始对字符串进行切片，分隔成 num+1 个子字符串
zfill()	前面用 0 填充到指定字符串长度	ljust()	左对齐，并使用 fillchar 填充（默认为空格）
rjust()	右对齐填充，默认为空格	isupper()	检测字符串中的字母是否全为大写
islower()	检测字符串中的字母是否全由小写字母组成	isdecimal()	检查字符串是否只包含十进制字符
isnumeric()	检测字符串是否只由数字组成	isalnum()	检测字符串是否只由字母和数字组成
isdigit()	检测字符串是否只由数字组成	isspace()	检测字符串是否只由空格组成
istitle()	检测所有单词首字母是否为大写，且其他字母是否为小写	isalpha()	检测字符串是否只由字母组成

5.4　正则表达式

正则表达式是一个特殊的字符序列，能非常方便地检查一个字符串是否与某种模式匹配。例如，从一串字符串中找出电话号码，如果不用正则表达式，就需要用 for 循环，对每个字符进行判断,代码量大并且比较耗时;用正则表达式就比较简单了,如代码清单 5-15 所示。

代码清单 5-15　正则表达式示例

```
import re # 导入正则表达式(re)模块

tel_regex = re.compile(r'\d\d\d-\d\d\d\d\d\d\d') # 创建一个 Regex 对象
# 从字符串中找出电话号码
s = ' 他的电话号码是 010-87330409'
# 查找字符串
tel = tel_regex.search(s)
tel.group() # 使用 group() 返回实际匹配文本的电话号码
```

代码运行结果为: '010-87330409'。

从这段代码可以看出使用正则表达式的基本步骤:①用 import re 导入正则表达式模块;②用 re.compile() 函数创建一个 Regex 对象;③向 Regex 对象的 search() 传入想查找的字符串;④调用 group() 方法,返回实际匹配文本的字符串。代码清单 5-15 中使用 "\d" 来匹配数字。

正则表达式中常用的符号代表含义见表 5-4。

表 5-4　正则表达式常用符号与含义

符号	表示含义
\d	0~9 的任何数字
\D	除 0~9 的数字以外的任何字符
\w	任何字母、数字或下划线字符(可以认为是匹配 "单词" 字符)
\W	除字母、数字和下划线以外的任何字符
\s	空格、制表符或换行符(可以认为是匹配 "空白" 字符)
\S	除空格、制表符和换行符以外的任何字符
?	匹配 0 次或 1 次
*	匹配 0 次或多次
.	通配符,匹配除换行之外的所有字符

一般可以使用 ".*" 匹配所有字符串,这是一种 "贪婪" 模式,与之对应的还有 "非贪婪" 模式,即使用点 ".*?"。二者的区别如代码清单 5-16 所示。

代码清单 5-16 "贪婪"模式与"非贪婪"模式示例

```python
import re # 导入正则表达式（re）模块

s = ' 他的电话号码是 (010-87330409); 名字是 jack)'
# 贪婪匹配
regex1 = re.compile(r'(.*)') # "贪婪"模式匹配
result = regex1.search(s)
print(result.group())

# 非贪婪匹配
regex1 = re.compile(r'(.*?)') # "非贪婪"模式匹配
result = regex1.search(s)
print(result.group())
```

代码运行结果如下：

（010-87330409）; 名字是 jack）　　　"贪婪"模式匹配结果
（010-87330409）　　　　　　　　　　"非贪婪"模式匹配结果

代码清单 5-16 中两个正则表达式都表示"匹配一个左小括号，接下来是任意字符，后面是一个右小括号"。但是字符串"他的电话号码是（010-87330409）; 名字是 jack）"对右小括号有两种可能的匹配。在贪婪模式中，Python 匹配最长可能的字符串为"（010-87330409）; 名字是 jack）"，而在非贪婪模式中，Python 匹配最短可能的字符串为"（010-87330409）"。

上面介绍了正则表达式的一些基本用法，在实际数据分析中，通常需要结合 DataFrame 来使用正则表达式。

以表 5-2 的数据为例，如果要实现提取身高的数值和找出 JD、JB 两个区的数据，实现代码如代码清单 5-17 所示。

代码清单 5-17 在 DataFrame 中使用正则表示示例

```python
import pandas as pd

df = pd.read_csv('../data/ 向量化 .csv')
# 方法一：通过 extract 方法提取
df[' 身高 ']=df[' 身高 '].str.extract('(\d+)')
print(df[' 身高 '])
# 方法二：通过 findall 方法提取
df[' 身高 ']=df[' 身高 '].str.findall('\d+')
print(df[' 身高 '])
# 找出所有 J 开头的区
df[' 居住地 ']=df[' 居住地 '].str.findall('J. 区 ')
print(df[' 居住地 '])
```

代码运行结果如下：

			0	[178]	findall 方法	0	[JD 区]	findall 方法
0	178	extract 方法	1	[157]		1	[JD 区]	
1	157		2	[179]		2	[JD 区]	
2	179		3	[159]		3	[JB 区]	
3	159		4	[180]		4	[JD 区]	
4	180		5	[172]		5	[]	
5	172		6	[175]		6	[JB 区]	
6	175		7	[174]		7	[JD 区]	
7	174		8	[155]		8	[JD 区]	
8	155		9	[161]		9	[JD 区]	
9	161							
Name: 身高 , dtype: object			Name: 身高 , dtype: object			Name: 居住地 , dtype: object		

使用 findall() 生成的结果中有一个中括号，可以通过选取位置或 explode 函数去除，如代码清单 5-18 所示。

代码清单 5-18　在 DataFrame 中使用正则表示示例

```
import pandas as pd

df = pd.read_csv('..data/ 向量化 .csv')
df[' 身高 '] = df[' 身高 '].str.findall('\d+').explode()
df[' 区县 '] = df[' 居住地 '].str.findall('J. 区 ').str[0]
df
```

代码运行结果如下：

	年龄	身高	居住地	疾病	区县
0	15	178	ZJ 省 NB 市 JD 区 DL 街道	屈光不正	JD 区
1	44	157	ZJ 省 NB 市 JD 区 BH 街道	结膜炎	JD 区
2	27	179	ZJ 省 NB 市 JD 区 BH 街道	慢性 结膜炎	JD 区
3	46	159	NB 市 JB 区 HT 街道 225 号	结膜炎	JB 区
4	60	180	ZJ 省 NB 市 JD 区 BH 街道	结膜炎	JD 区
5	68	172	NB 市 HS 区 BY 街道 108 号	白内障	NaN

	年龄	身高	居住地	疾病	区县
6	68	175	JB 区 YJ 街道 113 号	视物模糊	JB 区
7	72	174	ZJ 省 NB 市 JD 区 BZ 街道	睑缘炎	JD 区
8	58	155	ZJ 省 NB 市 JD 区 ML 街道	睑缘炎	JD 区
9	49	161	ZJ 省 NB 市 JD 区 BZ 街道	眼 睑肉 - 芽肿	JD 区

6 网络数据采集

主要内容

- 初识爬虫
- 网络基本知识
- Requests 库
- Beautiful 库

网络数据采集是指通过网络爬虫或网站公开应用编程接口（application programming interface，API）等方式从网站上获取数据信息，本部分主要介绍网络爬虫。为什么要介绍网络爬虫呢？主要有两方面原因：一是随着互联网的普及，人们整合利用包括互联网信息在内的多源大数据，通过网络获取与健康相关信息的需求越来越多；二是利用网络 Python 爬取数据语法简单、灵活性高，优势非常明显。

网络爬虫技术是一种通过模拟用户的网络浏览行为实现从网络中自动、大量提取信息的技术，应用非常广泛，如很多互联网公司将此技术用于搜索引擎等；在科学研究中，它是信息流行病学研究收集并整合多源异构信息数据的关键工作。

当然，在进行爬虫时应该注意遵守网站的爬虫协议，采用正当的程序爬取数据，并谨慎、合法地使用数据，从而为大数据应用和科学研究提供更多的可能。

6.1 初识爬虫

Python 网络爬虫的方法很多，首先介绍利用 pandas 的方法，它是一种最简单、便捷的爬虫方法，主要用于有 "table" 的静态网页爬取，如代码清单 6-1 所示。

代码清单 6-1　利用 pandas 网络爬虫爬取空气质量数据示例

```python
import pandas as pd

url = 'http://www.air-level.com/air/ningbo/'    # 网址
data = pd.read_html(url)    # 爬取
print(len(data))    # 查看表格的数量
```

```
data[0]  # 查看第一个表格
# 将爬取数据保存到 excel
data[0].to_excel('../data/ 简单爬虫 .xlsx')
```

代码运行结果如下：

	监测站	AQI	空气质量等级	PM2.5	PM10	首要污染物
0	NB 白沙活动中心	37	优	8μg/m^3	36μg/m^3	NaN
1	NB 环境监测中心	37	优	10μg/m^3	36μg/m^3	NaN
2	NB 区环保大楼	37	优	14μg/m^3	36μg/m^3	NaN
3	NB 万里国际学校	34	优	11μg/m^3	33μg/m^3	NaN
4	NB 钱湖水厂	31	优	13μg/m^3	30μg/m^3	NaN
5	NB 太古小学	27	优	4μg/m^3	26μg/m^3	NaN
6	NB 龙赛医院	20	优	6μg/m^3	20μg/m^3	NaN
7	NB 万里学院	19	优	7μg/m^3	19μg/m^3	NaN

这个例子非常简单，几行代码就可以爬取网页上的内容。但是大多数网站可能没有现成的 "table" 数据，这种方法就很难实现了。

目前，较实用的爬虫技术一般通过 request 库和 BeautifulSoup 库来实现。在介绍这两个库前需要先了解一些网络基础知识。

6.2　http 协议与 url

在浏览器中访问一个网站时，看似输入地址后就直接跳转到页面，实际上访问是一个双向的过程。用户在浏览器中输入网址，向服务器发送一条请求，服务器在处理后发送这个网站的内容，最后经过浏览器的处理后变成大家平时看到的网页。http 协议是请求中最常使用的协议，url 则是请求的地址。

url 的全称为统一资源定位符（uniform resource locator），代表所有网上资源的地址。人们平时所说的网址，指的便是某个网页的 url。url 包含众多组成部分，其中最为重要的是协议和域名。以百度 "https://www.baidu.com/" 的 url 为例，"www.baidu.com" 是这个网站的域名，"https" 是这个请求所使用的协议。

http 协议全称为超文本传输协议（hyper text transfer protocol）。超文本指的是包含超链接的文本，也就是在文本中包含可以直接跳转到其他内容的链接。通常网页中都会包含大量跳转到其他页面的链接，因此网页是一种超文本。http 协议是可以用来传输网页内容的协议。https 表示经过 SSL 加密的 http 协议，与传统 http 工作原理一样，更安全。

6.2.1   http 请求

打开浏览器开发者工具（大部分浏览器的快捷键为 F12），通过点击"网络"–"全部"可以看到 http 协议请求的内容，在标头部分可以看到请求方式和请求的 url 等重要信息（图 6-1）。

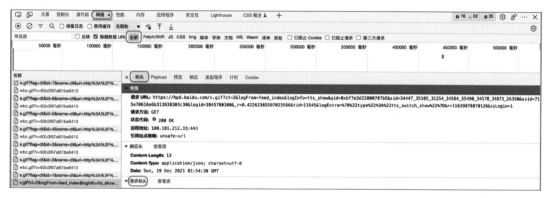

图 6-1   http 协议请求

图 6-1 所示 http 协议请求方法为 GET，用于直接通过 url 请求数据。一般，在浏览器中输入地址进行访问的所有操作都属于 GET。此外，还有 POST 方式，用于向服务器发送数据的情况，如输入用户名和密码登录。

选择正确的请求方式是爬虫的第一步，在无法确定时可以通过开发者工具查看。此外，还需要关注请求标头（包含服务器需要的额外信息）。请求表头中常见的信息如下：

Accept：用户可接受的文件类型。

Accept-Encoding：用户可接受的编码方式。

Accept-Language：用户可接受的语言。

Cookie：用于记录用户与服务器交互的历史数据。

Host：服务器的域名。

User-Agent：用户的浏览器与系统版本。

6.2.2   http 响应

服务器在收到请求后发送的数据称为响应。响应由响应行、响应头和响应体构成。响应行中包含状态码，代表服务器对于请求的响应状态，其中较为常见的有：

100 Continue：表示请求被接受且未被拒绝，通常代表服务器正在等待额外数据。

200 OK：表示服务器成功处理了请求。

400 Bad Request：表示请求中包含错误。

403 Forbidden：服务器拒绝访问。

404 Not Found：表示请求的地址不包含任何内容。

418 I'm a teapot：通常表示服务器检测出爬虫，并拒绝了请求。

6.3 网页结构

通常一个网页的源代码由 HTML、CSS 和 JavaScript 构成。

HTML 全称为超文本标记语言（HyperText Markup Language），与 Python 等编程语言不同，HTML 的主要功能是使用标签描述网页。浏览器则会根据 HTML 的描述将文本呈现为常见的一般网页。

CSS 全称为层叠样式表（Cascading Style Sheets），是一种用于修饰 HTML 的语言，多用于美化网页，爬虫初学者一般无须深入了解。

JavaScript 是一种脚本语言，用来描述网页的动作。部分网页能够做到在不改变 url 的情况下更新数据，通常使用的便是 JavaScript。

网页设计是一门复杂的领域，但是对于爬虫初学者而言，仅需了解如何在网页中定位需要的信息即可，因此下面重点介绍 HTML。

6.3.1 HTML 标签

标签（tag）是 HTML 最为重要的元素，HTML 的本质是对文本附加不同的标签从而到达描述网页的作用。例如，用户希望一行字居中粗体，便为这行字加上居中、粗体的标签，浏览器在看到这个标签后便会将这行字显示为居中、粗体。

所有 HTML 标签都由起始标签和闭合标签构成，如 <b> 和 </b> 是一对代表粗体的起始标签和闭合标签。

在所有标签中，<html>、<head>、<body> 是最为重要的标签，几乎所有通过爬虫抓取的 html 文件都包含这 3 个标签。

（1）<html>：定义文件的开始与结尾，所有在 <html> </html> 之外的内容将不会被浏览器处理。

（2）<head>：定义网页的头部信息，这些信息中的大部分不会直接被呈现在页面中，但仍然十分重要。通常网页标签的名字、CSS 等信息都包含在这部分中。

（3）<body>：定义网页的主要内容，也是最被关注的部分。所有在网页中呈现的内容都包含在这个部分中，往往需要抓取的数据也可以在这里找到。<body> 的常见标签如下：

<title>：页面的标题。

<a>：超链接，通常超链接的写法为 <a href="www.baidu.com">，</a> 为对链接的描述。

<b>：粗体。

：换行。

<div>：文档的分节，通常与属性配合使用，对于网页展示不起实质性作用。

<h1>~<h6>：标题，从 1 到 6，字号依次缩小。

<i>：斜体。

<ol>、<ul> 和 <li>：列表项目，其中 ol 为有序列表，ul 为无序列表，li 标记每一项的开始与结束。

<table>、<tr> 和 <td>：表格，其中 table 表示整个表格的开始与结束，tr 代表每一行的开始与结束，td 代表每一个单元格的开始与结束。

6.3.2　HTML 属性

HTML 属性是为标签额外提供信息的元素,通常补充在其标签内。例如在 <a href = "www.baidu.com"> 中,href 便是一个属性,<a> 定义这一条内容为超链接,而 href 补充了超链接具体的地址。常见属性如下:

class:定义本条内容的类,不对页面展示造成直接影响,一般用于在使用 CSS 或 js 时批量装饰内容。

id:是全局唯一的属性,每一条内容只能有一个独特的 id,同样对页面不造成直接影响,主要用于定位。

style:是元素行内样式,定义行内文本的颜色、字体等,与 css 配合使用。

6.4　Requests 库

Requests 是一常用的 http 请求库,主要用于网络爬虫。

6.4.1　获取网页

在 Requests 库中,可以使用 Get 方法获取网页,实现方法为 requests.get(url)。其中 url 为要抓取的网页。以抓取百度网页为例,实现代码如代码清单 6-2 所示。

代码清单 6-2　Get 方法获取网页示例

```
import requests

response = requests.get('https://www.baidu.com/')
response.encoding = 'utf-8'
print(response.text)
```

代码运行结果如下:

<!DOCTYPE html>

<!--STATUS OK--><html> <head><meta http-equiv=content-type content=text/html;charset=utf-8><meta http-equiv=X-UA-Compatible content=IE=Edge><meta content=always name=referrer><link rel=stylesheet type=text/css href=https://ss1.bdstatic.com/5eN1bjq8AAUYm2zgoY3K/r/www/cache/bdorz/baidu.min.css><title> 百度一下,你就知道 </title></head> <body link=#0000cc> <div id=wrapper> <div id=head> <div class=head_wrapper> <div class=s_form> <div class=s_form_wrapper> <div id=lg> <img hidefocus=true src=//www.baidu.com/img/bd_logo1.png width=270 height=129> </div> <form id=form name=f action=//www.baidu.com/s class=fm> <input type=hidden name=bdorz_come value=1> <input type=hidden name=ie value=utf-8> <input type=hidden name=f value=8> <input type=hidden name=rsv_bp value=1> <input type=hidden name=rsv_idx value=1> <input type=hidden name=tn value=baidu><span

class="bg s_ipt_wr"><input id=kw name=wd class=s_ipt value maxlength=255 autocomplete=off autofocus=autofocus></span><span class="bg s_btn_wr"><input type=submit id=su value= 百度 一下 class="bg s_btn" autofocus></span> </form> </div> </div> <div id=u1> <a href=http://news. baidu.com name=tj_trnews class=mnav> 新闻 </a> <a href=https://www.hao123.com name=tj_ trhao123 class=mnav>hao123</a> <a href=http://map.baidu.com name=tj_trmap class=mnav> 地图 </a> <a href=http://v.baidu.com name=tj_trvideo class=mnav> 视频 </a> <a href=http://tieba.baidu. com name=tj_trtieba class=mnav> 贴吧 </a> <noscript> <a href=http://www.baidu.com/bdorz/ login.gif?login&tpl=mn&u=http%3A%2F%2Fwww.baidu.com%2f%3fbdorz_come%3d1 name=tj_login class=lb> 登 录 </a> </noscript> <script>document.write('<a href="http:// www.baidu.com/bdorz/login.gif?login&tpl=mn&u='+ encodeURIComponent(window.location.href+ (window.location.search === "" ? "?" : "&")+ "bdorz_come=1")+ '" name="tj_login" class="lb"> 登录 </a>');

</script> <a href=//www.baidu.com/more/ name=tj_briicon class=bri style="display: block;"> 更多产品 </a> </div> </div> </div> <div id=ftCon> <div id=ftConw> <p id=lh> <a href=http:// home.baidu.com> 关于百度 </a> <a href=http://ir.baidu.com>About Baidu</a> </p> <p id= cp>©2017 Baidu <a href=http://www.baidu.com/duty/> 使用百度前必读 </a>   <a href=http://jianyi.baidu.com/ class=cp-feedback> 意见反馈 </a> 京 ICP 证 030173 号   <img src=//www.baidu.com/img/gs.gif > </p> </div> </div> </div> </body> </html>

Get 方法所返回的结果并不是字符串,而是 "requests.models.Response" 类,可以通过 status_code 和 headers 查看响应的状态码和响应头,如代码清单 6-3 所示。

代码清单 6-3 查看响应的状态码和响应头示例

```
print(response.status_code)
print(response.headers)
```

代码运行结果如下:

<class'requests.models.Response'>

<Response[200]>

200

{'Cache-Control': 'private, no-cache, no-store, proxy-revalidate, no-transform', 'Connection': 'keep-alive', 'Content-Encoding': 'gzip', 'Content-Type': 'text/html', 'Date': 'Tue, 19 Oct 2021 03:08:40 GMT', 'Last-Modified': 'Mon, 23 Jan 2017 13:24:52 GMT', 'Pragma': 'no-cache', 'Server': 'bfe/1.0.8.18', 'Set-Cookie': 'BDORZ=27315; max-age=86400; domain=.baidu.com; path=/', 'Transfer-Encoding': 'chunked'}

注意:在 requests 中可以不用定义额外的类去设置请求头,直接将其当作参数传入 requests.get 中,如添加 headers 等,见代码清单 6-4。

代码清单 6-4　查看响应的状态码示例

```
hd = {'User-Agent': 'Chrome/94.0.4606.81'}
link = 'https://movie.douban.com/'
response = requests.get(url = link , headers = hd)
print(response.status_code)
```

代码运行返回值为：200

6.4.2　POST 请求

除了前面介绍的 Get 请求外，还有一种常见的请求方式为 POST。与 Get 相似，使用 requests.post 方法，只需将传入的 data 封装为字典然后与 url 一同传入即可，且在 requests 中编码会自动进行，无须用户自己操作，如代码清单 6-5 所示。

代码清单 6-5　requests.post 使用示例

```
data = {'query': ' 爬虫 '}
hd = {'User-Agent': 'Chrome/94.0.4606.81'}
link = 'https://fanyi.baidu.com/langdetect'
response = requests.post(url = link , headers = hd, data = data)
response.encoding = 'utf-8'
print(response.text)
```

运行代码输出结果为：{"error":0,"msg":"success","lan":"zh"}。

6.5　BeautifulSoup 库

前面介绍了通过 requests 库来抓取网页信息，但是无论是 HTML 还是 js 代码，显然都满足不了实际使用的需求，仍然需要对于这些源代码进行处理从而得到清晰的数据。正则表达式可以帮助用户从杂乱的文本中提取想要的部分，但前提是需要寻找规律。值得注意的是，网页本身就有着严格的结构，利用 HTML 或 js 的特性，便能省去不少麻烦。文本解析库在这方面具有重要的作用。

BeautifulSoup 库作为主流的文本解析库，拥有强大的功能，能够显著提升网页处理效率。

6.5.1　BeautifulSoup 对象

BeautifulSoup 库和其他库一样，在使用之前需要创建一个对象，创建方式为：bs = BeautifulSoup (HTML, parser)。其中，HTML 为字符串格式的网页源代码，parser 为指定 BeautifulSoup 使用的编译器。如果 parser 参数为空，BeautifulSoup 会使用 Python 自带的编译器；当 HTML 代码不完整时易报错，所以通常推荐使用需要额外安装的 lxml 解析器。在

anaconda 中，lxml 已默认安装，读者可以直接使用，如代码清单 6-6 所示。

代码清单 6-6　创建 BeautifulSoup 对象示例

```
import requests
from bs4 import BeautifulSoup


response = requests.get('https://www.baidu.com/')
response.encoding ='utf-8'
bs = BeautifulSoup(response.text,'lxml')
```

在创建 BeautifulSoup 对象后，可以通过代码"print(bs.prettify())"将原网页代码转化成更为清晰的树型结构。代码运行部分结果如下：

```
<!DOCTYPE html>
<!--STATUS OK-->
 <html>
  <head>
   <meta content="text/html;charset=utf-8" http-equiv="content-type"/>
   <meta content="IE=Edge" http-equiv="X-UA-Compatible"/>
   <meta content="always" name="referrer"/>
   <link href="https://ss1.bdstatic.com/5eN1bjq8AAUYm2zgoY3K/r/www/cache/bdorz/baidu.
min.css" rel="stylesheet" type="text/css"/>
   <title>
    百度一下,你就知道
   </title>
  </head>
  <body link="#0000cc">
   <div id="wrapper">
    <div id="head">
     <div class="head_wrapper">
      <div class="s_form">
       <div class="s_form_wrapper">
        <div id="lg">
         <img height="129" hidefocus="true" src="//www.baidu.com/img/bd_logo1.png"
width="270"/>
        </div>
        <form action="//www.baidu.com/s" class="fm" id="form" name="f">
         <input name="bdorz_come" type="hidden" value="1"/>
         <input name="ie" type="hidden" value="utf-8"/>
```

```
<input name="f" type="hidden" value="8"/>
<input name="rsv_bp" type="hidden" value="1"/>
<input name="rsv_idx" type="hidden" value="1"/>
<input name="tn" type="hidden" value="baidu"/>
<span class="bg s_ipt_wr">
```

从结果可以看出,BeautifulSoup 根据 HTML 的不同标签进行了换行和缩进,使得整体结构更为直观。

6.5.2 BeautifulSoup 标签

在构建对象时,BeautifulSoup 按照标签对原网页进行转化,所有 HTML 的标签都拥有对应的 BeautifulSoup tag 对象。也可以直接通过 bs. 标签来获取原网页的内容,如代码清单 6-7 所示。

代码清单 6-7　BeautifulSoup 标签示例

```
print(bs.title)
print(bs.a)
print(type(bs.title))
```

运行代码输出结果如下:

```
<title> 百度一下,你就知道 </title>
<a class="mnav" href="http://news.baidu.com" name="tj_trnews"> 新闻 </a>
<class 'bs4.element.Tag'>
```

每个标签都拥有自己的名字,对于 HTML 标签而言,名字通常为标签的种类,可以通过 name 查看,也可以直接获取每个 HTML 标签的文本和包括 class 和 id 在内的属性。值得注意的是,BeautifulSoup 对象本身也有 tag 的属性,比如它的名字为 "[document]",如代码清单 6-8 所示。

代码清单 6-8　查看标签的 name 示例

```
print(bs.title.name)
print(bs.head.name)
print(bs.name)
print(bs.title.string)
print(bs.a.attrs)
```

代码输出结果如下:

head

[document]

百度一下,你就知道

{'href': 'http://news.baidu.com', 'name': 'tj_trnews', 'class': ['mnav']}

6.5.3 遍历节点

当一个 tag 下拥有太多内容时,BeautifulSoup 也提供了快速遍历节点的办法。通过 contents 方法,可以得到包含 tag 中所有内容的 list,其中包括子节点和文本等,比如可以输出 bs.head 的所有内容,如代码清单 6-9 所示。

代码清单 6-9　查看 contents 示例

```
print(bs.head.contents)
print(bs.head.prettify())
```

运行码输出结果如下:

[<meta content="text/html;charset=utf-8" http-equiv="content-type"/>, <meta content="IE=Edge" http-equiv="X-UA-Compatible"/>, <meta content="always" name="referrer"/>, <link href="https://ss1.bdstatic.com/5eN1bjq8AAUYm2zgoY3K/r/www/cache/bdorz/baidu.min.css" rel="stylesheet" type="text/css"/>, <title> 百度一下,你就知道 </title>]

    <head>

    <meta content="text/html;charset=utf-8" http-equiv="content-type"/>

    <meta content="IE=Edge" http-equiv="X-UA-Compatible"/>

    <meta content="always" name="referrer"/>

    <link href="https://ss1.bdstatic.com/5eN1bjq8AAUYm2zgoY3K/r/www/cache/bdorz/baidu.min.css" rel="stylesheet" type="text/css"/>

    <title>

    百度一下,你就知道

    </title>

    </head>

通过 children 可以得到包含 tag 的所有子 tag 生成器,如代码清单 6-10 所示。

代码清单 6-10　遍历节点

```
for child in (bs.head.children):
    print(child)
```

运行码输出结果如下:

<meta content="text/html;charset=utf-8" http-equiv="content-type"/>

<meta content="IE=Edge" http-equiv="X-UA-Compatible"/>

<meta content="always" name="referrer"/>

<link href="https://ss1.bdstatic.com/5eN1bjq8AAUYm2zgoY3K/r/www/cache/bdorz/baidu.min.css" rel="stylesheet" type="text/css"/>

<title> 百度一下，你就知道 </title>

title 是 head 的一个子节点，可以通过嵌套的方式直接访问这个子节点，运行代码为 print(bs.head.meta)，可以直接输出 <meta content="text/html; charset=utf-8" http-equiv="content-type"/>。

6.5.4 方法选择器

需要注意的是，通过 tag 的名称进行搜索，只得到同种 tag 中第一项的内容，显然这并不能满足用户处理数据的要求。因此，BeautifulSoup 提供了强大的方法选择器 find_all，可以得到包括所有满足条件内容的 list。其使用语法和参数为：find_all(name, attrs, recursive, string, **kwargs)。其中，name 为搜索的 tag 种类，如 title、a、head 等；attrs 为搜索内容所包含的属性，为字典格式；recursive 是否要搜索当前 tag 的子节点，boolean 格式，默认为 true；string 为搜索内容中包含的文本，字符串格式。**kwargs 为自定义 keyword 属性。

通过 name 参数可以获得相同标签的所有内容，如运行：print(bs.find_all(name = 'a'))。

输出结果如下：

[<a class="mnav" href="http://news.baidu.com" name="tj_trnews"> 新闻 </a>, <a class="mnav" href="https://www.hao123.com" name="tj_trhao123">hao123</a>, <a class="mnav" href="http://map.baidu.com" name="tj_trmap"> 地图 </a>, <a class="mnav" href="http://v.baidu.com" name="tj_trvideo"> 视频 </a>, <a class="mnav" href="http://tieba.baidu.com" name="tj_trtieba"> 贴吧 </a>, <a class="lb" href="http://www.baidu.com/bdorz/login.gif?login&tpl=mn&u=http%3A%2F%2Fwww.baidu.com%2f%3fbdorz_come%3d1" name="tj_login"> 登录 </a>, <a class="bri" href="//www.baidu.com/more/" name="tj_briicon" style="display: block;"> 更多产品 </a>, <a href="http://home.baidu.com"> 关于百度 </a>, <a href="http://ir.baidu.com">About Baidu</a>, <a href="http://www.baidu.com/duty/"> 使用百度前必读 </a>, <a class="cp-feedback" href="http://jianyi.baidu.com/"> 意见反馈 </a>]

通过 attrs 参数，可以获得相同属性的内容，如运行：print(bs.find_all(attrs = {'class': 'mnav'}))。

输出结果如下：

[<a class="mnav" href="http://news.baidu.com" name="tj_trnews"> 新闻 </a>, <a class="mnav" href="https://www.hao123.com" name="tj_trhao123">hao123</a>, <a class="mnav" href="http://map.baidu.com" name="tj_trmap"> 地图 </a>, <a class="mnav" href="http://v.baidu.com" name="tj_trvideo"> 视频 </a>, <a class="mnav" href="http://tieba.baidu.com" name="tj_trtieba"> 贴吧 </a>]

通过 string 参数,可以直接搜索 tag 中的文本内容,如运行:

print (bs.find_all(string = ' 地图 '))。

输出结果为:[' 地图 ']。

一般情况下,会使用正则表达式,如运行 (运行前先导入 re 库:import re) print(bs.find_all(string = re.compile(' 百度 ')))。

输出结果为:[' 百度一下,你就知道 ',' 关于百度 ',' 使用百度前必读 ']。

除了 find_all,BeautifulSoup 也提供了搜索第一个满足条件项的函数 (find),其语法为:find (name, attrs, recursive, string, **kwargs)。find 的基本使用方法和 find_all 相同,但是只返回第一条内容,如代码清单 6-11 所示。

代码清单 6-11 find 的基本使用方法

```
print(bs.find(name = 'a'))
print(bs.find(attrs = {'class': 'mnav'}))
print(bs.find(name = 'meta'))
print(bs.find(string = ' 地图 '))
print(bs.find(id = 'lg'))
```

代码运行结果如下:

<a class="mnav" href="http://news.baidu.com" name="tj_trnews"> 新闻 </a>

<a class="mnav" href="http://news.baidu.com" name="tj_trnews"> 新闻 </a>

<meta content="text/html;charset=utf-8" http-equiv="content-type"/>

地图

<div id="lg"> <img height="129" hidefocus="true" src="//www.baidu.com/img/bd_logo1.png" width="270"/> </div>

7 资料类型及展示

主要内容

- 资料类型
- 统计描述
- 数据透视表
- 表格重塑
- 绘制图形

语言化思维和可视化思维是人类认知和思考世界的两大系统。尽管人们日常生活、学习和工作使用的多是非图示化的（口语、文字和数字等）语言，但事实上人脑80%的功能是用于处理视觉信息的，人们对接受视觉信息具有天生的敏感性。数据可视化有助于对健康数据等复杂信息的理解、快速传递和直观展示。

7.1 资料类型

在进行具体统计分析前，通常需要对资料类型进行判断，选择合适的统计方法。数据资料一般可分为定量资料和定性资料（图7-1）。

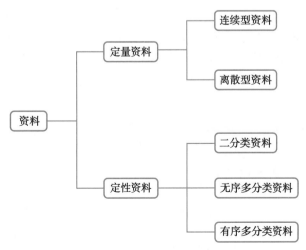

图 7-1 常见资料类型

定量资料又分为连续型资料和离散型资料。连续型资料可以通过测量得到,有具体的数值,如身高、体重、血压、血红蛋白、胆红素和白蛋白等有单位的资料,其数值是连续不断的,相邻两个数值之间可做无限分割,即可取无限个数值。离散型资料只能取整数,如子女的个数等。

定性资料通常指分类资料,没有单位。定性资料又可以分为二分类资料、无序多分类资料和有序多分类资料。二分类资料,如性别,可以分为男和女;无序多分类资料也称名义资料,其分类不止两个,如婚姻状况,可以分为已婚、单身、离异;有序多分类资料也称为等级资料,与无序多分类资料相比,它的分类是有序的,且有逻辑顺序,如疾病的严重程度,可以分为严重、较严重、一般和轻度。

在统计分析时需要注意的是,资料分析类型可以进行转换:定量资料可以转为定性资料,如体重指数(body mass index,BMI)是一个连续型资料,可以根据研究需要将其转换为定性资料,如正常、超重和肥胖等几类。有序多分类资料可以转换为无序多分类资料,如将年龄分为 <30 岁、30~50 岁、>50 岁三组,从数据本身来看,年龄组是一个有序多分类资料,但是根据研究目的也可以将其按照无序多分类资料分析。

7.2 统计描述

7.2.1 定量资料

集中趋势和离散趋势是描述数据分布的两个重要特征,定量描述数据的平均水平和变异程度能较全面地反映其分布特征。

7.2.1.1 集中趋势

描述集中趋势的主要指标为平均数(average),常用的有算术均数、几何均数和中位数。

(1)算术均数(arithmetic mean):简称均数(mean),适用于服从对称分布(尤其是正态分布)变量的平均水平描述。其计算公式为:

$$\overline{X} = \frac{x_1 + x_2 + \cdots + x_n}{n} = \frac{\sum_{i=1}^{n} X_i}{n} \tag{7-1}$$

(2)几何均数(geometric mean,G):适用于原始观察值分布不对称,但经对数转换后成对称分布的变量,如服从对数正态分布的变量。医学中常见的观察值间呈倍数关系、变化范围跨越多个数量级的样本数据,采用算术平均数对变量平均水平的代表性较差,采用几何平均数进行描述会更合适。其计算公式为:

$$G = \sqrt[n]{X_1 X_2 \cdots X_n} \tag{7-2}$$

(3)中位数(median,M):是指将原始观察值按大小排序后,位次居中的那个数值,即理论上有 1/2 的观察值低于中位数,1/2 的观察值高于中位数。中位数适用于各种分布的变量,尤其是偏峰分布的变量。其计算公式为:

$$M = \begin{cases} \dfrac{X_{n+1}}{2}, & \text{当 } n \text{ 为奇数} \\ \dfrac{1}{2} \times \left(\dfrac{X_n}{2} + \dfrac{X_{n+1}}{2} \right), & \text{当 } n \text{ 为偶数} \end{cases} \tag{7-3}$$

7.2.1.2 离散趋势

离散趋势通常采用变异程度（variation）来描述。变异程度是用来描述同一总体样本中不同个体间存在的差异性。常用的描述变异程度的统计指标包括极差、四分位数间距、方差、标准差和变异系数。

（1）极差：也叫全距，为最大值与最小值之差。样本量接近的同类数据相比较时，极差越大意味着数据越离散，也就是数据间变异越大。

（2）四分位数间距：四分位数把样本数据分成 4 部分，每一部分占全体数据的 25%。Q1=25% 位数，M=50% 位数，Q3=75% 位数，四分位数间距 Q=Q3–Q1。

（3）方差：是衡量数据变异最常用的指标之一。它是每个数值与均数相减（即离均差）的平方的和（即离均差平方和），再除以例数（n）所得的值。方差值越大表示数据间离散程度越大，或者说变量的变异度越大。计算公式为：

$$S^2 = \frac{\sum_{i=1}^{n}(x_i - \overline{x})^2}{n} \qquad (7\text{-}4)$$

其中，分子就是离均差平方和，分母是例数。

（4）标准差：是方差的算术平方根，用 σ 表示，其值越大意味着数据间离散程度越大。计算公式为：

$$\sigma = \sqrt{S^2} = \sqrt{\frac{\sum_{i=1}^{n}(x_i - \overline{x})^2}{n}} \qquad (7\text{-}5)$$

（5）变异系数（coefficient of variation，CV）：主要用于不同变量间变异程度的比较，尤其是不同单位变量间的比较。计算公式为：

$$CV = \frac{S}{\overline{X}} \times 100\% \qquad (7\text{-}6)$$

其中，S 为样本标准差，$\overline{X}$ 为样本均数。

7.2.1.3 统计描述的 Python 实现

（1）统计描述常用方法：有频数表、统计图等。

1）Python 制作频数表：方法比较简单，常用的有 value_counts() 函数和 crosstable() 函数等。

一维频数表使用 value_counts() 函数，如：data[' 体重组 '].value_counts()。

代码运行结果如下：

```
肥胖      575
正常      425
偏轻       21
Name: 体重组 , dtype: int64
```

二维频数表使用 crosstable() 函数，如：pd.crosstab(data[' 性别 '],data[' 体重组 '])。

代码运行结果如下：

体重组 性别	偏轻	正常	肥胖
女	17	273	332
男	4	152	243

频数表的制作方法还有数据透视表（详见 7.3 部分）。

2）Python 绘制统计图：详见 7.5 部分。

（2）指标的计算

1）正态性检验：计算均数等指标一般需要先查看资料的分布情况，进行正态性检验，然后选择合适的统计指标计算。以某血糖调查数据为例，查看分布情况代码如代码清单 7-1 所示，输出结果见图 7-2。

代码清单 7-1　资料分布情况示例

```python
# 导入所需要的库
import pandas as pd
import scipy.stats as stats
import matplotlib.pyplot as plt

# 导入数据
data = pd.read_csv('../data/血糖.csv')
# 绘制直方图查看图形
plt.hist(data)
```

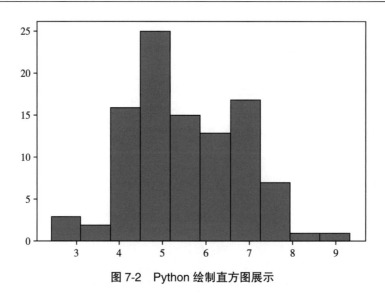

图 7-2　Python 绘制直方图展示

然后，运行如下代码绘制 Q-Q 图：stats.probplot(data[' 血糖 '], plot=plt)[1]。代码运行结果见图 7-3。

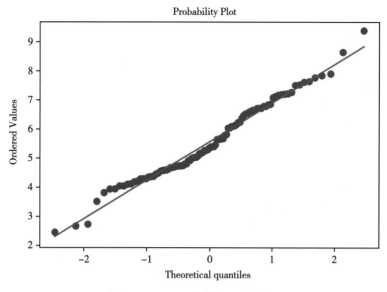

图 7-3　Python 绘制 Q-Q 图展示

Q-Q 图显示,散点基本落在 y=x 直线上,提示服从正态分布。

通过图形判断资料的正态性比较主观,Python 提供了一些正态性检验方法,例如:

Shapiro-Wilk 检验:stats.shapiro(testData)。

K-S 检验:stats.kstest(data,'norm')。

D'Agostino and Pearson's 检验:normalstats.normaltest(data)。

这些检验的原假设(H_0)为资料总体服从正态分布。

以 Shapiro-Wilk 检验为例:运行代码 stats.shapiro(testData);结果为 ShapiroResult (statistic=0.980739414691925, pvalue=0.1517253965139389)。$P>0.05$,可以认为该资料服从正态分布。

2)计算:平均值、标准差和中位数等指标可以使用 mean()、std()、median() 等函数计算,也可以使用 Pandas 的 discribe() 计算,还可以使用 statsmodels 库来计算(如代码清单 7-2 所示)。

代码清单 7-2　均数计算示例

```
# 利用函数直接计算
print(data.mean())
print(data.std())
print(data.median())
# 利用 describe 计算
print(data.describe())
# 利用 statsmodels 库计算

from statsmodels.stats.descriptivestats import describe
print(describe(data))
```

代码运行结果如下：

血糖　5.53209
dtype: float64
血糖　1.31892
dtype: float64
血糖　5.327517
dtype: float64

	血糖
count	100.000000
mean	5.532090
std	1.318920
min	2.414461
25%	4.579398
50%	5.327517
75%	6.587520
max	9.337442

	血糖
nobs	100.000000
missing	0.000000
mean	5.532090
std_err	0.013189
upper_ci	5.557941
lower_ci	5.506240
std	1.318920
iqr	2.008123
iqr_normal	1.488624
mad	1.090920
mad_normal	1.367265
coef_var	0.238413
range	6.922980
max	9.337442
min	2.414461
skew	0.248031
kurtosis	2.828979
jarque_bera	1.147187
jarque_bera_pval	0.563497
mode	2.414461
mode_freq	0.010000
median	5.327517

1%	2.625343
5%	3.895927
10%	4.081617
25%	4.579398
50%	5.327517
75%	6.587520
90%	7.182341
95%	7.602571
99%	8.608442

几何均数的计算可以通过构建一个简单的函数来实现。

例 7-1：9 名慢性迁延性肝炎患者的乙型肝炎表面抗原（hepatitis B surface antigen，HBsAg）滴度数据为 1：16、1：32、1：32、1：64、1：64、1：64、1：128、1：128、1：512。其几何均数计算如代码清单 7-3 所示。

代码清单 7-3　几何均数计算示例

```
# 输入数据
data = [16, 32, 32, 64, 64, 64, 128, 128, 512]


# 计算几何平均数
def gm(data):
    total = 1
    for i in data:
        total *= i
    return pow(total, 1/len(data))


print('几何平均数 =1:{:.2f}'.format(gm(data)))
```

代码运行结果为：几何平均数 =1：69.12。

7.2.2　定性资料

定性资料描述常用指标有率、构成比和相对比等。

率（rate）表示在一定空间或时间范围内某现象的发生数与可能发生的总数之比，说明某现象出现的强度或频度，通常以百分率（%）、千分率（‰）、万分率（/万）或十万分率（/10万）等来表示。计算公式为：

$$率 = \frac{某事物或现象的实际发生数}{某事物或现象的所有可能发生数} \tag{7-7}$$

构成比（proportion）：表示某事物内部各组成部分在整体中所占的比重，常以百分数表示。计算公式为：

$$构成比 = \frac{某一组成部分的观察单位数}{同一事物各组成部分的观察单位总数} \times 100\% \qquad (7\text{-}8)$$

相对比是指 A、B 两个有联系的指标之比,实际应用中简称比(ratio)。A、B 两个指标可以性质相同,也可以性质不同。计算公式为: $\frac{A}{B} \times 100\%$。

7.3 数据透视表

数据透视表(pivot table)常在 Excel 等表格中应用。数据透视表将每一列数据作为输入,输出将数据不断细分成多个维度累计信息的二维数据表。

以 demo 数据库为列,生成一个不同性别、年龄均数的表格,如代码清单 7-4 所示。

代码清单 7-4 不同性别人群平均年龄计算示例

```
# 导入数据
data = pd.read_csv('../data/demo.csv', index_col=0)
# 生成透视表
data.pivot_table(values=' 年龄 ', columns=' 性别 ', aggfunc='mean')
```

其中,values 是指要统计的变量,columns 是指列变量,aggfunc 是聚合函数,默认为均数。输出结果如下:

性别	1	2
年龄	55.255639	55.932476

可以指定行变量,如生成一个不同性别、是否吸烟人数的表格,如代码清单 7-5 所示。

代码清单 7-5 不同性别、是否吸烟人数计算示例

```
data.pivot_table(values=' 年龄 ', index=' 性别 ', columns=' 吸烟 ',
aggfunc='count', margins=True).rename(index={1: ' 男 ', 2: ' 女 '}, columns={1: ' 吸烟 ',
2: ' 不吸烟 '}) .round(2)
```

其中,使用 index 指定行变量,聚合函数指定计数,margins=True 进行行、列小计。代码运行结果如下:

吸烟 性别	吸烟	不吸烟	All
男	226	173	399
女	5	617	622
All	231	790	1 021

此外,还可以指定多个行变量和多个列变量,如代码清单 7-6 所示。

代码清单 7-6　多个行变量和多个列变量表格生成示例

```
# 使用 replace 函数对变量的值进行替换
data[' 吸烟 '] = data[' 吸烟 '].replace({1: ' 吸烟 ', 2: ' 不吸烟 '})
data[' 饮酒 '] = data[' 饮酒 '].replace({1: ' 饮酒 ', 2: ' 不饮酒 '})
data[' 性别 '] = data[' 性别 '].replace({1: ' 男 ', 2: ' 女 '})
data[' 肥胖 '] = data[' 肥胖 '].replace({0: ' 正常 ', 1: ' 偏瘦 ', 2: ' 肥胖 '})

# 生成表格
data.pivot_table(values=[' 年龄 '], index=[' 性别 ', ' 肥胖 '],
                 columns=[' 饮酒 ', ' 吸烟 '], aggfunc='mean').round(2)
```

代码运行结果如下:

		年龄			
	饮酒	不饮酒		饮酒	
	吸烟	不吸烟	吸烟	不吸烟	吸烟
性别	肥胖				
女	偏瘦	55.87	NaN	52.00	NaN
	正常	56.40	NaN	59.50	NaN
	肥胖	56.15	62.00	55.00	59.00
男	偏瘦	57.42	57.28	57.54	56.29
	正常	NaN	55.67	62.00	NaN
	肥胖	53.33	54.67	56.77	52.95

7.4　表格重塑

有时,为了更直观、更高效地展示数据,会对现有表格进行重塑。与前面的透视表(pivot table)相比,表格重塑不需要进行任何统计分析,只是修改原有表格结构。如图 7-4 所示,原数据结构共三列,分别为姓名、科目、分数,为了更直观地展示每个人每门课程的得分,可以对表格进行重塑。

在 Python 中可以使用 DataFrame.pivot() 进行表格重塑。首先,按图 7-4 左边的表格构建原始表格,如代码清单 7-7 所示。

姓名	科目	分数
小明	内科学	85
小明	外科学	82
小明	统计学	90
小王	内科学	78
小王	外科学	89
小王	统计学	65
小海	内科学	91
小海	外科学	86
小海	统计学	75

姓名	内科学	外科学	统计学
小明	85	82	90
小海	91	86	75
小王	78	89	65

图 7-4　表格重塑

代码清单 7-7　多个行变量和多个列变量表格生成示例

```
data_exam = pd.DataFrame({' 姓名 ': [' 小明 ',' 小明 ',' 小明 ',' 小王 ',' 小王 ',' 小王 ',
                         ' 小海 ',' 小海 ',' 小海 '],
               ' 科目 ': [' 内科学 ',' 外科学 ',' 统计学 ',' 内科学 ',' 外科学 ',
                         ' 统计学 ',' 内科学 ',' 外科学 ',' 统计学 '],
               ' 分数 ': [85, 82, 90, 78, 89, 65, 91, 86, 75]})

data_exam
```

查看原表格结构：

	姓名	科目	分数
0	小明	内科学	85
1	小明	外科学	82
2	小明	统计学	90
3	小王	内科学	78
4	小王	外科学	89
5	小王	统计学	65
6	小海	内科学	91
7	小海	外科学	86
8	小海	统计学	75

然后使用以下代码进行重构：data_exam.pivot(index = ' 姓名 ',columns=' 科目 ',values= ' 分数 ')。

代码运行结果如下：

科目 姓名	内科学	外科学	统计学
小明	85	82	90
小海	91	86	75
小王	78	89	65

DataFrame.pivot 语句选项与前面的 DataFrame.pivot_table 选项基本一致,主要是少了聚合函数 aggfunc()。

此外,还有 stack 和 unstack 可用于表格重塑:stack 是将数据的列"旋转"为行;unstack 是将数据的行"旋转"为列。

例如,构建一个多级索引数据表格,如代码清单 7-8 所示。

代码清单 7-8　构建多级索引数据表格示例

```
index = pd.MultiIndex.from_tuples([('weight', 'kg'), ('height', 'm')])
df = pd.DataFrame([[80, 1.78], [70, 1.75]], index=['A', 'B'], columns=index)
df
```

代码运行结果如下:

	weight kg	height m
A	80	1.78
B	70	1.75

将 weight 和 height "旋转"为列变量,代码为:df.stack()。"旋转"结果如下:

		height	weight
A	kg	NaN	80.0
	m	1.78	NaN
B	kg	NaN	70.0
	m	1.75	NaN

将 kg 和 m "旋转"为列变量,代码为:df.stack(0)。"旋转"结果如下:

		kg	m
A	height	NaN	1.78
	weight	80.0	NaN
B	height	NaN	1.75
	weight	70.0	NaN

将两级索引均"旋转"为列变量，代码为：df.stack([0,1])。"旋转"结果如下：

```
A  height  m      1.78
   weight  kg    80.00
B  height  m      1.75
   weight  kg    70.00
dtype: float64
```

构建一个多级行索引数据表格，如代码清单 7-9 所示。

代码清单 7-9　构建多级行索引数据表格示例

```
index = pd.MultiIndex.from_product([['<30', '30–50', '>50'], [0, 1]])
data = pd.Series([118, 142, 136, 148, 142, 168], index=index)
data.index.names = ['age', 'smoke']
data
```

代码运行结果如下：

```
age    smoke
<30    0       118
       1       142
30-50  0       136
       1       148
>50    0       142
       1       168
dtype: int64
```

将 smoke"旋转"为行变量，代码为：data.unstack()。"旋转"结果如下：

smoke age	0	1
30-50	136	148
<30	118	142
>50	142	168

将 age"旋转"为行变量，代码为：data.unstack(0)。"旋转"结果如下：

age smoke	30-50	<30	>50
0	136	118	142
1	148	142	168

将上述结果中的 age"旋转"回列变量，只需要在后面增加 unstack() 即可，如：data.

unstack(0).unstack()。"旋转"结果如下：

age	smoke	
30-50	0	136
	1	148
<30	0	118
	1	142
>50	0	142
	1	168
dtype: int64		

7.5　绘制图形

matplotlib 是 Python 非常强大的绘图工具，可以绘制几乎所有的统计图形，它与 pandas 结合能非常方便地将"原始数据"绘制成统计图。初学者刚开始接触 matplotlib 时，可能会感觉到有些难度，主要原因是 matplotlib 可以通过多种方法实现绘图，容易给人造成混淆。本书尽量使用一种方法来演示 matplotlib 绘图功能，配合 pandas 让绘图变得简单。

7.5.1　绘制图形的基本步骤

Python 绘制图形的基本步骤为：①导入 pandas 和 matplotlib 等所需要的库；②导入数据；③创建图形；④绘制图形；⑤自定义设置；⑥保存图形。

在实际绘图中，第一步和第二步只需执行一次。若想要快速绘制图形，直接运行第 4 步就能实现，非常方便；若需要绘制符合特定要求的图形，通常需要执行所有步骤。绘制图形的基本步骤代码如代码清单 7-10 所示。

代码清单 7-10　绘制图形的基本步骤

```
# 第 1 步导入所需要的库
import pandas as pd  # 导入 pandas 库
import matplotlib.pyplot as plt  # 导入 matplotlib 库
# 第 2 步导入数据
data = pd.read_csv('../data/demo_6.csv')  # 读取数据
# 第 3 步创建图形
fig, axes = plt.subplots(figsize=(8, 5))  # 设定画布和轴
# 第 4、5 步绘制和自定义图形
data.plot(ax=axes, kind='bar', ylabel=' 体重（kg）', legend=False,
        rot=0, ylim=(0, 80))  # 绘制图形
axes.spines['top'].set_color('None')  # 不显示顶部轴
axes.spines['right'].set_color('None')  # 不显示右侧轴
# 第 6 步保存图形
plt.savefig('../data/fig.png', dpi=600)
```

其中,绘制图形的关键函数为 DataFrame.plot(),常用的参数解释见表 7-1。

表 7-1 DataFrame.plot() 常用参数解释

常见参数	说明
Kind	line:折线图;bar:条形图;barh:横向条形图;hist:直方图;box:箱型图;kde:密度估计图;pie:饼图;scatter:散点图
ax	使用 matplotlib 的轴绘制图形
figsize	图片尺寸大小
legend	添加图例
xticks	设置 x 轴刻度值
yticks	设置 y 轴刻度值
xlim	设置 x 坐标轴的范围
ylim	设置 x 坐标轴的范围
rot	设置轴标签(轴刻度)的显示旋转度数
fontsize	设置轴刻度的字体大小
layout	设置子图布局
yerr	设置误差线
grid	显示轴网格线
secondary_y	建立次坐标轴
color	指定图形显色,常用的有 r、c、b、g、y、k 等

7.5.2 常见统计图

常见的统计图有条形图、饼图、折线图、直方图等,以下主要采用 matplotlib 设置画布,采用 pandas 绘图。

7.5.2.1 条形图

条形图(bar chart)是用等宽直条的高度或长短来表示各相互独立统计指标的数量大小。条形图按照条形方向可以分为水平条形图和垂直条形图;按对象的分组是单层次或多层次,可以分为单式和复式两种。

(1)单式条形统计图:只用一种直条表示统计项目,具有一个统计指标和一个分组因素。Python 实现代码如代码清单 7-11 所示。

代码清单 7-11 单式条形统计图绘制示例

```
import pandas as pd # 导入 pandas 库
import matplotlib.pyplot as plt # 导入 matplotlib 库
data = pd.read_csv('../data/demo_6.csv') # 读取数据

fig, axes = plt.subplots(figsize=(8, 5)) # 设定画布和轴
```

```
data[[' 体重 ', ' 性别 ']].groupby(' 性别 ').mean().plot(ax=axes, kind='bar', ylabel=' 体重 /kg',
                          legend=False, rot=0, ylim=(0, 80)) # 绘制图形
axes.spines['top'].set_color('None') # 不显示顶部轴
axes.spines['right'].set_color('None') # 不显示右侧轴
```

代码清单 7-11 中，"data[[' 体重 ', ' 性别 ']]"为选择体重和性别两变量绘制图形，"groupby(' 性别 ').mean()"为按性别计算不同性别的均数。

代码运行结果见图 7-5：

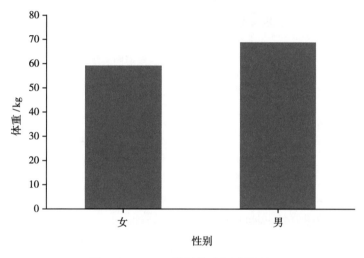

图 7-5   Python 绘制单式条形图展示

（2）复式条形图：用以比较两种或两种以上有关事物的数量，通常用来表达多个行变量和多个列变量的情况。Python 实现代码如代码清单 7-12 所示。

代码清单 7-12   复式条形统计图绘制示例

```
import pandas as pd # 导入 pandas 库
import matplotlib.pyplot as plt # 导入 matplotlib 库
data = pd.read_csv(' ../data/demo_6.csv') # 读取数据

fig, axes = plt.subplots(figsize=(8, 5)) # 设定画布和轴
pd.pivot_table(data, values=[' 收缩压 ', ' 舒张压 '], columns=' 年龄组 ', aggfunc='median').plot(
          ax=axes, kind='bar', rot=0, ylabel=' 血压 /mmHg', ylim=(0, 160))
axes.spines['top'].set_color('None') # 不显示顶部轴
axes.spines['right'].set_color('None') # 不显示右侧轴
```

代码运行结果见图 7-6:

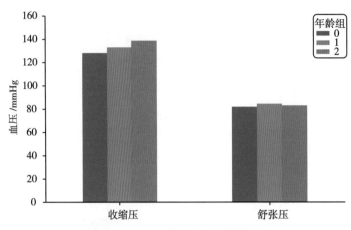

图 7-6　Python 绘制复式条形图展示

（3）水平条形图:通过指定参数 kind='barh' 来绘制水平条形图,实现代码如代码清单 7-13 所示。

代码清单 7-13　单式条形统计图绘制示例

```
import pandas as pd # 导入 pandas 库
import matplotlib.pyplot as plt # 导入 matplotlib 库
data = pd.read_csv(' ../data/demo_6.csv') # 读取数据

fig, axes = plt.subplots(figsize=(12, 5)) # 设定画布和轴
pd.qcut(data[' 年龄 '], 4).value_counts().plot(ax=axes, kind='barh', ylabel=' 年龄组 ')
axes.spines['top'].set_color('None') # 不显示顶部轴
axes.spines['right'].set_color('None') # 不显示右侧轴
```

代码清单 7-13 中, pd.qcut(data[' 年龄 '], 4).value_counts() 是将年龄 4 等分,计算各等分的数量。代码运行结果见图 7-7:

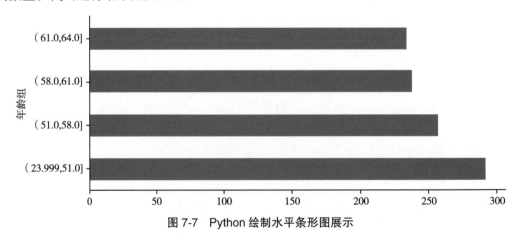

图 7-7　Python 绘制水平条形图展示

（4）堆积条形图：有时为了反映数据细分和总体情况，常会使用堆积条形图。实现代码如代码清单 7-14 所示。代码运行结果见图 7-8。

代码清单 7-14　构建堆积条形统计图示例

```
import pandas as pd # 导入 pandas 库
import matplotlib.pyplot as plt # 导入 matplotlib 库
data = pd.read_csv(' ../data/demo_6.csv') # 读取数据

fig, axes = plt.subplots(figsize=(8, 5)) # 设定画布和轴
pd.pivot_table(data, index=' 职业 ', values=' 高血压 ', columns=' 年龄组 ', aggfunc='sum').plot(
            ax=axes, kind='bar', stacked=True, rot=0, ylabel=' 病例数 / 例 ')
axes.spines['top'].set_color('None') # 不显示顶部轴
axes.spines['right'].set_color('None') # 不显示右侧轴
```

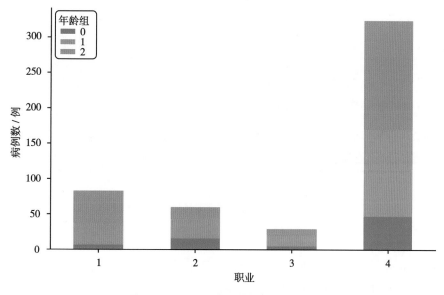

图 7-8　Python 绘制堆积条形图展示

（5）带误差线的条形图：若要在直条图中标记标准差，可以绘制带误差线的条形图，实现代码如代码清单 7-15 所示。

代码清单 7-15　带误差线的条形统计图绘制示例

```
import pandas as pd # 导入 pandas 库
import matplotlib.pyplot as plt # 导入 matplotlib 库
data = pd.read_csv(' ../data/demo_6.csv') # 读取数据
```

```
# 前期数据准备
mean = pd.pivot_table(data,values=[' 收缩压 ',' 舒张压 '],columns=' 年龄组 ',aggfunc='mean')
std = pd.pivot_table(data,values=[' 收缩压 ',' 舒张压 '],columns=' 年龄组 ',aggfunc='std')
# 绘制图形
fig, axes = plt.subplots(figsize=(8, 5)) # 设定画布和轴
mean.plot(ax=axes,kind='bar',rot=0,ylabel=' 血压 /mmHg',ylim=(0,160),yerr=std,capsize=4)
axes.spines['top'].set_color('None') # 不显示顶部轴
```

本例使用 pivot_table() 分别计算均数和标准差,代码运行结果见图 7-9:

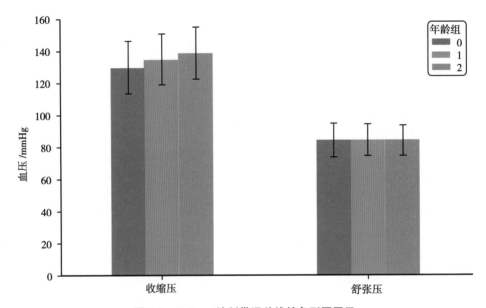

图 7-9　Python 绘制带误差线的条形图展示

7.5.2.2　直方图

直方图(histogram)可用于描述某一个指标取值的频数分布情况,也可用于揭示数据的分布特征。直方图的横轴为数值变量值,纵轴为频数,各直方面积为各组频数的多少,直方图中各矩形直条的面积之和等于 100%。

通过指定参数 kind='hist' 来绘制直方图,常用参数 bins 表示图中每一个间隔的边缘(起点和终点),density 如果为 True,返回概率密度直方图,默认为 False,返回相应区间元素个数的直方图。实现代码如代码清单 7-16 所示。代码运行结果见图 7-10。

代码清单 7-16　直方图绘制示例

```
import pandas as pd # 导入 pandas 库
import matplotlib.pyplot as plt # 导入 matplotlib 库
data = pd.read_csv('../data/demo_6.csv') # 读取数据
```

```
fig, axes = plt.subplots(figsize=(8, 5)) # 设定画布和轴
data[' 身高 '].plot(ax=axes, kind='hist', bins=10, alpha=0.7, density=True,ylim=(0,5))
axes.set_xlabel(' 身高 /m') # 设定 x 轴标签
axes.set_ylabel(' 频率密度 /%') # 设定 y 轴标签
axes.spines['top'].set_color('None') # 不显示顶部轴
axes.spines['right'].set_color('None') # 不显示右侧轴
```

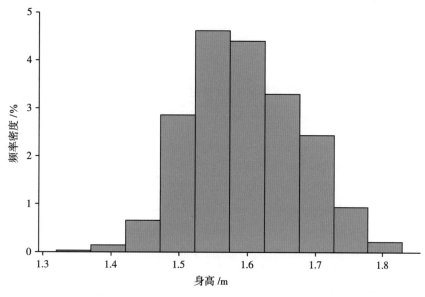

图 7-10　Python 绘制直方图展示

7.5.2.3　饼图

饼图（sector graph）用于表达总体中各组成部分所占比重。例如,要反映某一疾病多个并发症的构成比例,可以通过指定参数 kind='pie' 来绘制饼图,如代码清单 7-17 所示。代码运行结果见图 7-11。

代码清单 7-17　饼图绘制示例

```
import pandas as pd # 导入 pandas 库
data = pd.read_csv('../data/demo_6.csv') # 读取数据

data[' 体重组 '].value_counts().plot(kind='pie', autopct="%.2f%%",
                                figsize=(8, 6), fontsize=14)
```

7.5.2.4　折线图

折线图（line chart）是用线段的升降来表示数值的变化趋势,适用于描述某统计量随另一连续性数值变量变化的趋势,在医学中常用于描述统计量随时间变化的趋势或两个统计

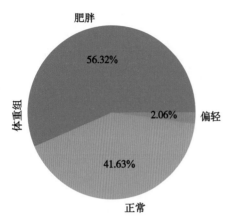

图 7-11 Python 绘制饼图展示

量之间的相关性。

通过 DataFrame.plot() 指定 kind='line' 或不指定 kind（默认为 'line'）来绘制折线图，常用参数 x 和 y 表示 x 轴与 y 轴对应的数据，color 用于设置折线颜色，linestyle 用于设置折线类型。实现代码如代码清单 7-18 所示。代码运行结果见图 7-12。

代码清单 7-18 折线图绘制示例

```python
import pandas as pd # 导入 pandas 库
import matplotlib.pyplot as plt # 导入 matplotlib 库
data = pd.read_csv('../data/demo_6.csv') # 读取数据

fig, axes = plt.subplots(figsize=(8, 5)) # 设定画布和轴
pd.pivot_table(data, values=' 高血压 ', index=' 年龄 ', aggfunc='sum').plot(
        ax=axes, xlabel=' 年龄 / 岁 ', ylabel=' 患病人数 / 例 ', legend=False,
        color='red', linestyle='--')
axes.spines['top'].set_color('None') # 不显示顶部轴
axes.spines['right'].set_color('None') # 不显示右侧轴
```

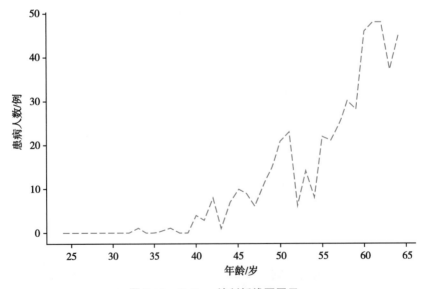

图 7-12 Python 绘制折线图展示

7.5.2.5 散点图

散点图（scatter plot）常用于表示两个变量之间的相关关系或分布关系。通过指定 kind='scatter' 来绘制散点图，并且需要指定 x 和 y 变量。实现代码如代码清单 7-19 所示。代码运行结果见图 7-13。

代码清单 7-19　散点图绘制示例

```
import pandas as pd # 导入 pandas 库
import matplotlib.pyplot as plt # 导入 matplotlib 库
data = pd.read_csv('../data/demo_6.csv') # 读取数据

fig, axes = plt.subplots(figsize=(8, 5)) # 设定画布和轴
data[[' 年龄 ', ' 收缩压 ']].plot(ax=axes, kind='scatter',
                              x=' 年龄 ', y=' 收缩压 ', xlim=(30, 65) , xlabel=' 年龄 / 岁 ',
                              ylabel=' 收缩压 /mmHg')
axes.spines['top'].set_color('None') # 不显示顶部轴
axes.spines['right'].set_color('None') # 不显示右侧轴
```

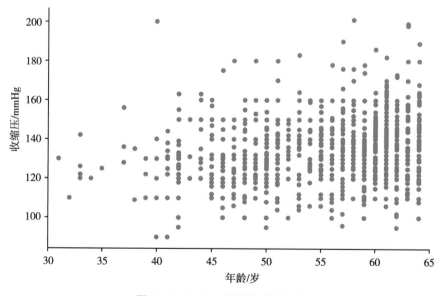

图 7-13　Python 绘制散点图展示

7.5.2.6 箱型图

箱型图（box plot）是用数据的最小值、25% 位数、50% 位数、75% 位数、最大值和离群值（在图的外部用星号或圆圈表示）来反映原始数据的分布情况。箱子越长，数据变异程度越大，若中间横线在箱子中点则表明分布对称。

通过指定 kind='box' 来绘制箱型图。实现代码如代码清单 7-20 所示。代码运行结果见图 7-14。

代码清单 7-20　箱型图绘制示例

```
import pandas as pd # 导入 pandas 库
import matplotlib.pyplot as plt # 导入 matplotlib 库
data = pd.read_csv('../data/demo_6.csv') # 读取数据

fig, axes = plt.subplots(figsize=(8, 5)) # 设定画布和轴
data[[' 收缩压 ', ' 舒张压 ']].plot(ax=axes, kind='box', ylabel=' 血压值 /mmHg')
axes.spines['top'].set_color('None') # 不显示顶部轴
axes.spines['right'].set_color('None') # 不显示右侧轴
```

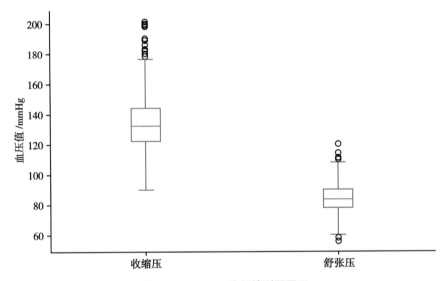

图 7-14　Python 绘制箱型图展示

7.5.2.7　双坐标图

双坐标通常指有两个 y 轴距,常用来表示两种不同单位的变量值。使用 matplotlib 提供的 twinx() 函数来绘制,实现代码如代码清单 7-21 所示。代码运行结果见图 7-15。

代码清单 7-21　双坐标图

```
import pandas as pd # 导入 pandas 库
import matplotlib.pyplot as plt # 导入 matplotlib 库
data = pd.read_csv('../data/demo_6.csv') # 读取数据

# 准备数据
age = pd.cut(data[' 年龄 '], [24, 40, 45, 50, 55, 60, 79], right=False, labels=['<40', '40–',
        '45–', '50–', '55–', ' ≥ 60'])
```

```
table1 = pd.pivot_table(data, values=' 高血压 ', index=age, aggfunc='sum')
table1[' 总人数 '] = pd.pivot_table(data, values=' 高血压 ', index=age,
                                  aggfunc='count').values
table1[' 患病率 '] = table1[' 高血压 ']/table1[' 总人数 ']*100

# 绘制图形
fig1, ax1 = plt.subplots(figsize=(12, 8))
ax2 = ax1.twinx()
table1[' 高血压 '].plot(kind='bar', ax=ax1, rot=0,
                      xlabel=' 年龄组 / 岁 ', ylabel=' 患病人数 / 例 ')
table1[' 患病率 '].plot(ax=ax2, ylabel=' 患病率 /%')
```

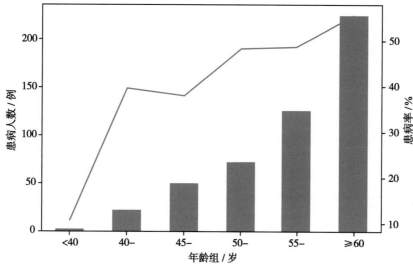

图 7-15   Python 绘制双坐标图展示

7.5.3   子图绘制

单独绘制的柱状图、饼图、折线图无法从多个维度综合分析数据情况，matplotlib 提供的子图概念可以在单个图中绘制不同的数据视图作为子图来实现多维度的综合分析。首先使用 plt.subplots(nrows=, ncols=) 函数指定子图的数量，再按照每个子图的位置（ ax=axes[0][0] ）绘制图形，实现代码如代码清单 7-22 所示。代码运行结果见图 7-16。

代码清单 7-22   子图绘制示例

```
import pandas as pd # 导入 pandas 库
import matplotlib.pyplot as plt # 导入 matplotlib 库
```

```
data = pd.read_csv('../data/demo_6.csv') # 读取数据

fig, axes = plt.subplots(nrows=2, ncols=2, figsize=(16, 12)) # 设定画布和轴
pd.pivot_table(data, index=' 职业 ', values=' 高血压 ', columns=' 年龄组 ',
               aggfunc='sum').plot(ax=axes[0][0], kind='barh', stacked=True)
data[' 身高 '].plot(ax=axes[1][0], kind='hist', bins=10,
               alpha=0.7, density=True, ylim=(0, 5))
axes[1][0].set_ylabel(' 频率 ')
data[' 体重组 '].value_counts().plot(ax=axes[0][1], kind='pie', autopct="%.2f%%",
               figsize=(8, 6))
data[[' 年龄 ', ' 收缩压 ']].plot(ax=axes[1][1], kind='scatter', x=' 年龄 ',
               y=' 收缩压 ', xlim=(30, 65), xlabel=' 年龄 / 岁 ',
               ylabel=' 收缩压 /mmHg')
```

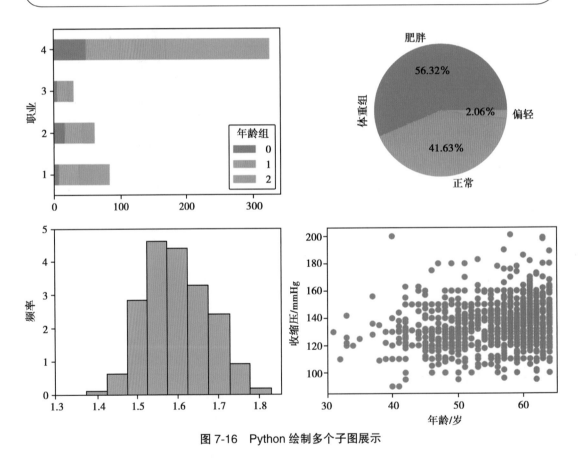

图 7-16　Python 绘制多个子图展示

7.5.4　金字塔图

　　Matplotlib 还可绘制金字塔图，实现代码如代码清单 7-23 所示。代码运行结果见图 7-17。

代码清单 7-23 金字塔图绘制示例

```
import pandas as pd
import numpy as np
import matplotlib.pyplot as plt
data = pd.read_csv('../data/demo_6.csv')          # 读取数据

df['age_group'] = df[' 年龄 '].map(lambda x: '0–9' if x < 10 else ('10–19' if x < 20 else
            ('20–29' if x <30 else( '30–39' if x <40 else('40–49' if x < 50 else('50–59'
            if x <60 else('60–69' if x < 70 else('70–79' if x < 80 else('80–89'
            if x <90 else '90–100'))))))))
df1=df.pivot_table(index='age_group',columns=' 性别 ',values=' 年龄 ',aggfunc='count')
df1[' 男 '] = 0–df1[' 男 '] # 将男性组赋为负值
list_male = df1[' 男 '].values.tolist() # 将 ndarray 转换为 list
list_female = df1[' 女 '].values.tolist() # 将 ndarray 转换为 list
labels=df1.index.tolist()
y = np.arange(1,df1.shape[0]+1)
fig, axes = plt.subplots(figsize = (8,5))
axes.barh(y,list_male,tick_label=labels,label=' 男 ')
axes.barh(y,list_female,tick_label=labels,label=' 女 ')
axes.set_xticks(list(range(–300,300,50)))
axes.set_ylabel(' 年龄段 / 岁 ')
axes.set_xlabel(' 人数 / 例 ')
axes.legend()
axes.spines['top'].set_color('None') # 不显示顶部轴
axes.spines['right'].set_color('None') # 不显示右侧轴
```

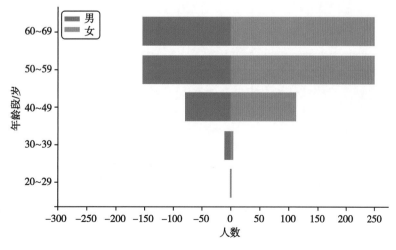

图 7-17 Python 绘制金字塔图展示

7.5.5 其他图形绘制

除 pandas 和 matplotlib 绘图外,有时还可以使用 seaborn 库来绘制统计图,如配对图。

以 data 数据库为例,绘制年龄、收缩压、舒张压的配对图用于表示各变量之间的相互关系,实现代码如代码清单 7-24 所示。代码运行结果见图 7-18。

代码清单 7-24   配对图绘制示例

```python
import pandas as pd # 导入 pandas 库
import seaborn as sns # 导入 seaborn 库
data = pd.read_csv('../data/demo_6.csv') # 读取数据

sns.pairplot(data[[' 收缩压 /mmHg',' 舒张压 /mmHg',' 年龄 / 岁 ']]) # 绘制配对图
plt.savefig(../data/ 配对图 .png', dpi=600) # 保存图片
```

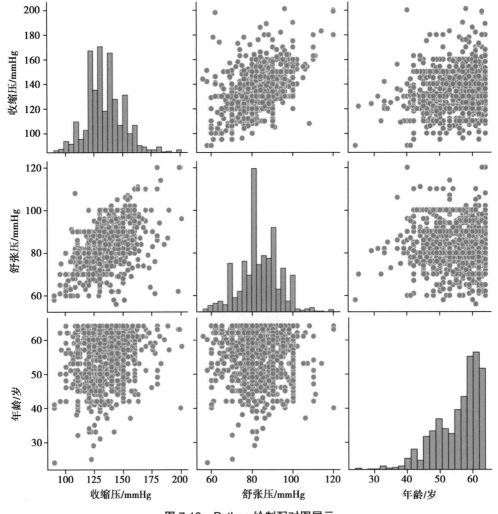

图 7-18   Python 绘制配对图展示

8 定量资料统计方法

主要内容

- 单样本资料分析
- 两组资料之间的比较
- 两组以上资料比较
- 相关与回归

在统计学中,经常需要通过样本的信息来推断总体,主要的方法有参数估计和假设检验。参数估计是用样本的统计量来推断总体的参数,可分为点估计和区间估计。假设检验是重要的统计推断方法,它先对总体参数(如均数)或分布做出某种假设,然后用适当方法从样本提供的数据来推断该假设是否成立,从而对所研究的问题做出判断。假设检验有参数法和非参数法,它通常分为以下 4 个步骤:①提出检验假设 H_0,即无效假设;②确定显著性水平,一般选择 0.05 为小概率事件;③计算检验统计量(test statistic),根据资料类型、分布特征和推断目的,选择相应的方法计算检验统计量;④确定概率 P 值,得出结论。

定量资料常用假设检验方法有 t 检验、方差分析等参数检验方法和 Wilcoxon 秩和检验、Kruskal-Wallis 检验等非参数检验方法。本部分主要介绍定量资料平均数比较、相关与回归的 Python 实现方法。

8.1 单样本资料与已知总体参数比较

8.1.1 单样本资料的 t 检验

单样本 t 检验又称单样本均数 t 检验(one sample t test),适用于对服从正态分布的资料进行样本均数与已知总体均数(μ_0)的比较,用来检验样本均数所代表的总体均数是否与已知总体均数(μ_0)有差别。检验统计量 t 计算的公式为:

$$t = \frac{\overline{\chi} - \mu_0}{S / \sqrt{n}}, \quad \nu = n - 1 \tag{8-1}$$

其中,n 为样本例数,$\overline{\chi}$ 为样本均数,S 为样本的标准差,μ_0 为总体均数。

Python 实现代码为：stats.ttest_1 samp(data, sample_mean)。

例 8-1：为了解某种药物对老年女性血红蛋白的影响，收集 20 名使用该药物的老年女性患者的血红蛋白值，分别为 106g/L、123g/L、86g/L、103g/L、81g/L、96g/L、109g/L、85g/L、128g/L、106g/L、99g/L、107g/L、108g/L、103g/L、108g/L、96g/L、109g/L、109g/L、100g/L、125g/L。当地健康老年女性的血红蛋白平均值为 139.0g/L。试分析该药物对老年女性的血红蛋白水平是否有影响。Python 实现代码如代码清单 8-1 所示。

代码清单 8-1　单样本 *t* 检验示例

```python
import numpy as np # 导入 numpy 库
import scipy.stats as stats # 导入 stats 库

# 录入数据
data = np.array([106,123,86,103,81,96,109,85,128,106,99,107,108,103,108,
                96,109,109,100,125])
sample_mean=139 # 总体平均值
stats.ttest_1samp(data, sample_mean) # 单样本 t 检验
```

代码运行结果如下：Ttest_1sampResult(statistic=−12.57639014529551, pvalue=1.168388 1183205268e-10)。其中，statistic 为 *t* 统计量，pvalue 为 *P* 值。结果显示 $t=-12.58$，$P<0.001$，可以认为该药物对老年女性血红蛋白有影响。

8.1.2　Wilcoxon 符号秩和检验

当资料总体未知或不服从正态分布时，不能用单样本 *t* 检验比较两组总体间的差异，这时可以采用 Wilocoxon 秩和检验，它是基于对原始变量值做秩序转换后再进行统计分析的一种非参数检验方法。

Wilocoxon 秩和检验首先需要计算每个观察值与总体中位数的差值，然后按差值绝对值从小到大编秩，并按差值的正负给秩次加上正负号。编秩时，若差值为 0，舍去不计；若差值的绝对值相等，取平均秩次。最后求出正、负差值秩次之和。

Python 实现的代码为：stats.wilcoxon(data_d)。其中，data_d 为差值。

例 8-2：已知某地正常人尿氟含量中位数为 2.18mmol/L。现在该地某厂随机抽取 12 名工人测尿氟含量，结果为：2.10mmol/L、2.12mmol/L、2.18mmol/L、2.13mmol/L、2.45mmol/L、2.53mmol/L、2.64mmol/L、2.72mmol/L、3.20mmol/L、3.35mmol/L、4.56mmol/L、4.62mmol/L。试分析该厂工人的尿氟含量是否高于当地正常人。Python 实现代码如代码清单 8-2 所示。

代码运行结果如下：WilcoxonResult(statistic=7.0, pvalue=0.00927734375)。statistic 为秩次统计量（*S*），pvalue 为 *P* 值。结果显示 $S=7.0$，$P=0.009$，可以认为该厂工人的尿氟含量高于当地正常人。

代码清单 8-2　单样本 Wilcoxon 符号秩和检验示例

```
import numpy as np  # 导入 numpy 库
import scipy.stats as stats  # 导入 stats 库

# 录入数据
data = np.array([2.10, 2.12, 2.18, 2.13, 2.45, 2.53,
                 2.64, 2.72, 3.20, 3.35, 4.56, 4.62])

data_d = data − 2.15  # 求差值
stats.wilcoxon(data_d)  # 单样本 Wilcoxon 符号秩和检验
```

8.2　两组资料之间的比较

8.2.1　配对 t 检验

配对样本 t 检验简称配对 t 检验（paired t test），又称非独立两样本均数 t 检验,适用于配对设计计量资料均数的比较,其目的是检验两相关样本均数所代表的未知总体均数是否有差别。配对设计（paired design）是将受试对象按某些重要特征相近的原则配成对子,每对中的两个个体随机给予两种处理。配对设计的资料具有对子内数据一一对应的特征,研究者关心的是对子的效应差值而不是各自的效应值。进行配对 t 检验时,首选应计算各对数据间的差值 d,将 d 作为变量计算均数。

配对样本 t 检验的基本原理是假设两种处理的效应相同,即理论上差值 d 的总体均数 S_d 为 0。检验统计量 t 计算的公式为:

$$t = \frac{\bar{d} - 0}{S_d/\sqrt{n}}, \quad \upsilon = n - 1 \tag{8-2}$$

其中, n 为对子数, $\bar{d}$ 、 S_d 为差值的均数和标准差。

Python 实现代码为: stats.ttest_rel（data_A, data_B）。

例 8-3: 采用配对设计,对 25 名行硅胶乳房植入术的妇女分别检测术前、术后血中的硅脂含量（表 8-1）,试分析术前、术后血中硅脂水平是否不同。

表 8-1　25 名女性术前、术后血中硅脂含量

编号	术前硅脂含量 /（μg·g⁻¹）	术后硅脂含量 /（μg·g⁻¹）
1	0.20	0.12
2	0.39	0.28
3	0.42	0.25
4	0.24	0.22
5	0.18	0.21

续表

编号	术前硅脂含量/（μg·g⁻¹）	术后硅脂含量/（μg·g⁻¹）
6	0.26	0.22
7	0.12	0.23
8	0.10	0.22
9	0.11	0.24
10	0.19	0.45
11	0.32	0.26
12	0.31	0.30
13	0.19	0.22
14	0.21	0.24
15	0.15	0.38
16	0.27	0.23
17	0.28	0.22
18	0.11	0.18
19	0.11	0.15
20	0.18	0.04
21	0.18	0.14
22	0.24	0.24
23	0.48	0.20
24	0.27	0.18
25	0.39	0.10

Python 实现配对 t 检验代码如代码清单 8-3 所示。

代码清单 8-3　配对 t 检验示例

```python
import numpy as np
import scipy.stats as stats

# 录入数据
data_A = np.array([0.39, 0.20, 0.39, 0.42, 0.24, 0.18, 0.26, 0.12, 0.10, 0.11, 0.19,0.32,
                   0.31, 0.19, 0.21, 0.15, 0.27, 0.28, 0.11, 0.11, 0.18, 0.18, 0.24, 0.48, 0.27])
data_B = np.array([0.10, 0.12, 0.28, 0.25, 0.22, 0.21, 0.22, 0.23, 0.22, 0.24, 0.45, 0.26,
                   0.30,0.22, 0.24, 0.38, 0.23, 0.22, 0.18, 0.15, 0.04, 0.14, 0.24, 0.20, 0.18])

print(stats.shapiro(data_A)) # 对术前数据进行正态性检验
print(stats.shapiro(data_B)) # 对术后数据进行正态性检验
print(stats.ttest_rel(data_A, data_B)) # 配对 t 检验
```

代码运行结果如下：

ShapiroResult(statistic=0.934622049331665, pvalue=0.11115720868110657)

ShapiroResult(statistic=0.9281003475189209, pvalue=0.07856714725494385)

Ttest_relResult(statistic=0.5762759633813465, pvalue=0.5697941693465645)

其中，第一行为术前数据的正态性检验结果：P=0.111，提示服从正态分布；第二行为术后数据的正态性检验结果：P=0.078，提示服从正态分布；第三行为配对 t 检验的结果：t=0.576，P=0.569，提示不能认为术前、术后血中硅脂水平不同。

8.2.2　配对设计资料的非参数检验

配对设计资料一般采用前面介绍的配对 t 检验方法进行统计分析，但若配对数据差值的分布不服从正态分布，则可采用 wilcoxon 符号秩和检验作为配对 t 检验的替代方法。

Python 实现代码为：stats.wilcoxon(data_d)。其中，data_d 为差值。

例 8-4：采用配对设计，使用某种放射性物质以 A、B 两种方式分别局部照射豚鼠的两个部位，观察放射性急性皮肤损伤程度，结果见表 8-2。试使用符号秩和检验比较 A、B 的损伤程度是否不同。

表 8-2　A、B 两种照射方式造成的急性皮肤损伤程度

放射方式 A	放射方式 B	放射方式 A	放射方式 B
29	30	32	51
32	34	38	39
41	35	30	47
33	36	25	52
45	44	30	47
38	48	39	46

Python 实现代码如代码清单 8-4 所示。

代码清单 8-4　Wilcoxon 符号秩和检验示例

```python
import numpy as np # 导入 numpy 库
import scipy.stats as stats # 导入 stats 库

# 录入数据
data_A = np.array([29, 32, 41, 33, 45, 38, 32, 38, 30, 25, 30, 39])
data_B = np.array([30, 34, 35, 36, 44, 48, 51, 39, 47, 52, 47, 46])


data_d = data_A – data_B # 计算差值
stats.wilcoxon(data_d) # 秩和检验
```

代码运行结果如下：WilcoxonResult(statistic=8.0, pvalue=0.01220703125)。其中，statistic 是秩次统计量，pvalue 为 P 值。结果显示 S=8.0，P=0.012，可以认为 A、B 两种照射方式的损伤程度不同。

8.2.3 两组独立样本的 t 检验

两独立样本 t 检验（two independent sample t-test）又称成组 t 检验，适用于完全随机设计的两样本均数比较，其目的是检验两样本来自总体的均数是否相等。完全随机设计是将受试对象随机地分配到两组中，每组患者分别接受不同的处理，分析比较处理的效应。两独立样本 t 检验的检验假设是两总体均数相等，即 H_0: $\mu_1 = \mu_2$，也可表述为 $\mu_1 - \mu_2 = 0$。可以将两样本均数的差值看成一个独立样本，对其进行单样本 t 检验，结果与两独立样本 t 检验一致。两独立样本 t 检验的统计量 t 值的计算公式为：

$$t = \frac{\left| (\overline{X}_1 - \overline{X}_2) - (\mu_1 - \mu_2) \right|}{S_{\overline{X}_1 - \overline{X}_2}} = \frac{\left| (\overline{X}_1 - \overline{X}_2) \right|}{S_{\overline{X}_1 - \overline{X}_2}}, \quad \upsilon = n_1 + n_2 - 2 \quad (8\text{-}3)$$

其中，n_1 与 n_2 及 $\overline{X}_1$ 和 $\overline{X}_2$ 分别表示两样本的例数和均数，μ_1 和 μ_2 代表两样本总体的均数。

t 检验需要两组独立样本满足正态分布，且满足方差齐性；若两样本总体均数不等，可用 t' 检验。

Python 方差齐性检验代码为：stats.levene(data_A, data_B)。

若满足方差齐性，t 检验代码为：stats.ttest_ind(data_A, data_B)。

若方差不齐，t' 检验代码为：stats.ttest_ind(data_A, data_B, equal_var=False)。

例 8-5：某医师要观察两种药物对原发性高血压的疗效，将诊断为 Ⅱ 期高血压的 20 名患者随机分为两组：一组用药物 A 治疗，一组用药物 B 治疗。1 个月后观察舒张压下降幅度：A 组为 12mmHg、17mmHg、13mmHg、8mmHg、4mmHg、10mmHg、9mmHg、12mmHg、10mmHg、7mmHg，B 组为 11mmHg、8mmHg、12mmHg、13mmHg、9mmHg、10mmHg、8mmHg、0mmHg、7mmHg、16mmHg，试比较两药的降压效果是否有差异。Python 实现代码如代码清单 8-5 所示。

代码清单 8-5　两组独立资料的 t 检验示例

```
import numpy as np # 导入 numpy 库
import scipy.stats as stats # 导入 stats 库

# 录入数据
data_A = np.array([12, 17, 13, 8, 4, 10, 9, 12, 10, 7])
data_B = np.array([11, 8, 12, 13, 9, 10, 8, 0, 7, 16])

print(stats.shapiro(data_A)) # 对数据 A 进行正态性检验
print(stats.shapiro(data_B)) # 对数据 B 进行正态性检验
print(stats.levene(data_A, data_B)) # 方差齐性检验
print(stats.ttest_ind(data_A, data_B)) # t 检验（方差齐）
print(stats.ttest_ind(data_A, data_B, equal_var=False)) # t' 检验（方差不齐）
```

代码运行结果如下：

ShapiroResult(statistic=0.9826159477233887, pvalue=0.9776182174682617)

ShapiroResult(statistic=0.9381651282310486, pvalue=0.5327827334403992)

LeveneResult(statistic=0.1171684296175752, pvalue=0.736090493542364)

Ttest_indResult(statistic=0.45355736761107207, pvalue=0.655567956174015)

Ttest_indResult(statistic=0.4535573676110721, pvalue=0.6557310580243075)

其中，第一行为用药物 A 治疗数据的正态性检验结果：$P=0.977$，提示服从正态分布；第二行为用药物 B 治疗数据的正态性检验结果：$P=0.532$，提示服从正态分布；第三行为方差齐性检验结果：$P=0.736$，提示两组方差无差异；第四行为 t 检验的结果：$t=0.453$，$P=0.655$；第五行为 t' 检验结果：$t=0.453$，$P=0.655$。本例资料满足方差齐性，应采用 t 检验，$P>0.05$，可以认为两药的降压效果有差异。

8.2.4 两组资料的非参数检验

当两组资料不服从正态分布时，需要采用非参数检验。比较两组独立资料最常用的非参数检验方法为 Mann-Whitney（-Wilcoxon）检验，其统计量常用 u 表示。Python 实现代码为：stats.mannwhitneyu(data_A, data_B, alternative='two-sided')。

例 8-6： 研究者对 10 例某工厂工人和 13 例社区居民检查尿氟含量（mmol/L），结果显示 10 例工人分别为 2.79mmol/L、3.24mmol/L、4.21mmol/L、4.86mmol/L、5.11mmol/L、6.23mmol/L、7.20mmol/L、8.09mmol/L、8.47mmol/L、9.58mmol/L，13 例居民分别为 3.22mmol/L、3.51mmol/L、4.03mmol/L、4.12mmol/L、4.26mmol/L、4.35mmol/L、4.46mmol/L、4.95mmol/L、4.96mmol/L、4.99mmol/L、5.02mmol/L、5.13mmol/L、5.09mmol/L，试用 Mann-Whitney 检验分析工厂工人尿氟含量是否高于普通居民尿氟含量。Python 实现代码如代码清单 8-6 所示。

代码清单 8-6　两组独立资料的 Mann-Whitney 检验示例

```
import numpy as np # 导入 numpy 库
import scipy.stats as stats # 导入 stats 库

# 录入数据
data_A = np.array([2.79, 3.24, 4.21, 4.86, 5.11, 6.23, 7.20, 8.09, 8.47, 9.58])
data_B = np.array([3.22, 3.51, 4.03, 4.12, 4.26, 4.35,
                   4.46, 4.95, 4.96, 4.99, 5.02, 5.13, 5.09])
stats.mannwhitneyu(data_A, data_B, alternative='two-sided') # Mann-Whitney 检验
```

代码运行结果如下：MannwhitneyuResult(statistic=89.0, pvalue=0.1450037538301341)。其中，statistic 为统计量，pvalue 为 P 值。结果显示 $u=89.0$，$P=0.145$，不能认为工厂工人尿氟的含量高于普通居民尿氟的含量。

8.3 两组以上资料比较

8.3.1 方差分析

若比较的组别超过 2 组，t 检验就不适用了，常采用的统计分析方法为方差分析（analysis of variance，ANOVA）。这种统计方法由英国统计学家 R. A. Fisher 首先提出，并以 F 命名统计量，所以方差分析又称 F 检验。

8.3.1.1 基本原理

方差分析的基本原理是把全部观察值间的变异按设计和需要分解为两个或多个部分，然后将各影响因素产生的变异与随机误差进行比较，判断差异是否有统计学意义。

（1）组间变异：不同处理造成的差异称为组间差异。用变量在各组均数与总均数之偏差平方和的总和表示，记作 $SS_{组间}$（组间自由度 $v_{组间}$）。

（2）组内变异：测量误差造成的差异或个体间的差异称为组内差异，用变量在各组的均数与该组内变量值之偏差平方和的总和表示，记作 $SS_{组内}$（组内自由度 $v_{组内}$）。

方差分析统计量 F 值的计算公式为：

$$F = \frac{MS_{组间}}{MS_{组间}} = \frac{SS_{组间}/v_{组间}}{SS_{组内}/v_{组内}} \tag{8-4}$$

F 值服从自由度 $v_1 = k-1$，$v_2 = N-k$ 的 F 分布，在一定显著水平下，如果 F 值 $> F$ 界值，说明该分类变量有统计学意义，即由处理因素引起的效应不为零。

8.3.1.2 应用条件

（1）各样本是相互独立的。

（2）各样本分布服从正态分布。

（3）各处理组总体方差相等，即方差齐性。

8.3.1.3 方差分析的 Python 实现

Python 方差分析实现的代码为：stats.f_oneway(g1,g2,g3)。

例 8-7：研究人员将 50 只 H_{22} 移植瘤肝癌小鼠随机分为麒麟菜海藻色素糖蛋白（seaweed pigment glycoprotein，SPG）高、中、低剂量实验组（SPG10、50、100 组）、生理盐水（NaCl）组以及环磷酰胺（cyclophosphamide，CP）组，每组 10 只。5 组小鼠分别每日分别按 100mg/kg、50mg/kg、10mg/kg 的剂量使用 SPG（SPG10、50、100 组），或生理盐水灌胃（NaCl 组），或腹腔注射 20mg/kg 环磷酰胺（CP20 组），10d 后处死，取肿瘤组织称重，结果见表 8-3。试分析 5 组小鼠肿瘤组织的重量是否有差异。

表 8-3　5 组小鼠肿瘤组织重量 /g

NaCl 组	SPG10 组	SPG50 组	SPG100 组	CP20 组
0.45	0.53	0.48	0.31	0.24
0.62	0.59	0.44	0.39	0.29
0.53	0.43	0.46	0.31	0.25
0.55	0.55	0.47	0.24	0.32

NaCl 组	SPG10 组	SPG50 组	SPG100 组	CP20 组
0.61	0.41	0.54	0.29	0.25
0.51	0.45	0.40	0.30	0.27
0.66	0.44	0.45	0.34	0.36
0.57	0.55	0.45	0.27	0.31
0.51	0.47	0.51	0.39	0.29
0.47	0.56	0.39	0.34	0.33

Python 实现代码如代码清单 8-7 所示。

代码清单 8-7　方差分析示例

```python
import numpy as np # 导入 numpy 库
import scipy.stats as stats # 导入 stats 库

# 录入数据
data_group1 = [0.45, 0.62, 0.53, 0.55, 0.61,
               0.51, 0.66, 0.57, 0.51, 0.47]
data_group2 = [0.53, 0.59, 0.43, 0.55, 0.41,
               0.45, 0.44, 0.55, 0.47, 0.56]
data_group3 = [0.48, 0.44, 0.46, 0.47, 0.54,
               0.40, 0.45, 0.45, 0.51, 0.39]
data_group4 = [0.31, 0.39, 0.31, 0.24, 0.29,
               0.30, 0.34, 0.27, 0.39, 0.34]
data_group5 = [0.24, 0.29, 0.25, 0.32, 0.25,
               0.27, 0.36, 0.31, 0.29, 0.33]
# 生成 pandas 数据库
data = pd.DataFrame({'g1': data_group1, 'g2': data_group2,
                     'g3': data_group3, 'g4': data_group4, 'g5': data_group5})
# 正态性检验
print(stats.shapiro(data['g1']))
print(stats.shapiro(data['g2']))
print(stats.shapiro(data['g3']))
print(stats.shapiro(data['g4']))
print(stats.shapiro(data['g5']))
# 方差齐性检验
print(stats.levene(data['g1'], data['g2'], data['g3'], data['g4'], data['g5']))
# 方差分析
print(stats.f_oneway(data['g1'], data['g2'], data['g3'], data['g4'], data['g5']))
```

代码运行结果如下：

ShapiroResult(statistic=0.9710013270378113, pvalue=0.8999711275100708)

ShapiroResult(statistic=0.9043020606040955, pvalue=0.2440980076789856)

ShapiroResult(statistic=0.9664084315299988, pvalue=0.8556960225105286)

ShapiroResult(statistic=0.9507111310958862, pvalue=0.6769193410873413)

ShapiroResult(statistic=0.9534396529197693, pvalue=0.7092570662498474)

LeveneResult(statistic=1.9327311943920213, pvalue=0.1213813287419005)

F_onewayResult(statistic=43.507621720006036, pvalue=6.4844019854899945e-15)

前 5 行为正态性检验结果，5 组 P 均 >0.05，均服从正态分布；第六行为方差齐性检验结果，$P=0.121$，5 组总体方差相等；第七行为方差检验结果，$F=43.50$，$P<0.05$，可以认为 5 组小鼠肿瘤组织的重量有差异。

方差分析的无效假设 H_0 是所有样本的均值相等，当方差分析结果 $P<0.05$ 时，拒绝 H_0，只能说明不是完全相同的。如例 8-7 的结果，只显示了 5 组总体有差异，但是具体哪些组有差异还需要进行两两比较。Python 实现代码如代码清单 8-8 所示。

代码清单 8-8　方差分析的两两比较示例

```
# 两两比较
from statsmodels.stats.multicomp import pairwise_tukeyhsd # 导入 pairwise_tukeyhsd 库
data_melt=data.melt() # groupby 的反过程，将分组变量整合在一起
print(pairwise_tukeyhsd(data_melt['value'],data_melt['variable']))
```

代码运行结果如下：

Multiple Comparison of Means - Tukey HSD, FWER=0.05

===

group1	group2	meandiff	p-adj	lower	upper	reject
g1	g2	−0.05	0.2528	−0.1188	0.0188	False
g1	g3	−0.089	0.0054	−0.1578	−0.0202	True
g1	g4	−0.23	0.001	−0.2988	−0.1612	True
g1	g5	−0.257	0.001	−0.3258	−0.1882	True
g2	g3	−0.039	0.4982	−0.1078	0.0298	False
g2	g4	−0.18	0.001	−0.2488	−0.1112	True
g2	g5	−0.207	0.001	−0.2758	−0.1382	True
g3	g4	−0.141	0.001	−0.2098	−0.0722	True
g3	g5	−0.168	0.001	−0.2368	−0.0992	True
g4	g5	−0.027	0.773	−0.0958	0.0418	False

通过 reject 的值来判断两组间是否有差异,如果值为 True 即有差异。此外,结果显示,g1 和 g3,g1 和 g4,g1 和 g5,g2 和 g4,g2 和 g5,g3 和 g4,g3 和 g5 之间的差异有统计学意义。

8.3.2 Kruskal-Wallis *H* 检验

在比较多个独立样本时,如果它们的总体不满足正态性和方差齐性要求,或者为等级资料,不能使用方差分析,可以使用 Kruskal-Wallis *H* 检验(亦称 *K-W* 检验、*H* 检验等)。Kruskal-Wallis *H* 检验是检验两个以上独立样本是否来自同一个概率分布的一种非参数方法。无效假设 H_0 为多个样本分别代表的总体分布相同。与此检验对等的参数检验是单因素方差分析,不同之处在于 Kruskal-Wallis *H* 检验不假设样本来自正态分布。

8.3.2.1 基本原理

Kruskal-Wallis *H* 检验的思想是把 *n* 组样本混合起来成为一个数据集(即假设它们来自同一个总体),然后将数据从小到大编秩(每个数据在混合数据集中都有自己的秩,如果顺序位数相同,则取平均值作为秩),最后求各组的秩和平均秩次。如果各组数据来自同一个总体,其秩次和混合数据的总平均秩次应该相差不大;如果差异很大,说明不是来自同一个总体。

Kruskal-Wallis *H* 检验统计量计算公式为:

$$H = \frac{12}{N(N+1)}\left(\sum \frac{R_i^2}{n_i}\right) - 3(N+1) \tag{8-5}$$

其中,*H* 为统计量,*N* 为总样本量,R_i 为各组秩和,*i* 为组号,n_i 为各组样本量。

8.3.2.2 Kruskal-Wallis *H* 检验的 Python 实现

Python 实现 Kruskal-Wallis *H* 检验的代码为:stats.kruskal(data1,data2,data3)。

例 8-8:某医生将 25 个体质相似的咳嗽患者随机分为 4 组,每组分别使用 A、B、C、D 4 种药进行治疗,5 天后测量患者每天的咳嗽次数,结果详见表 8-4,试比较这 4 种药物的治疗效果是否有差异。

Python 实现代码如代码清单 8-9 所示。

表 8-4 4 种药物治疗后咳嗽次数 / 次

药物 A	药物 B	药物 C	药物 D
10	153	2	29
15	180	42	24
24	3	71	40
500	160	15	30
18	170	258	32
368		252	85
457		279	

代码清单 8-9　　Kruskal-Wallis H 检验示例

```python
import numpy as np  # 导入 numpy 库
import scipy.stats as stats  # 导入 stats 库

# 录入数据
data1 = [10, 15, 24, 500, 18, 368, 457, 793, 40]
data2 = [153, 180, 3, 160, 170]
data3 = [2, 42, 71, 15, 258, 252, 279]
data4 = [29, 24, 40, 30, 32, 85]
# 正态性检验
print(stats.shapiro(data1))
print(stats.shapiro(data2))
print(stats.shapiro(data3))
print(stats.shapiro(data4))
# 方差齐性检验
print(stats.levene(data1, data2, data3, data4))
# Kruskal-Wallis H 检验
print(stats.kruskal(data1, data2, data3, data4))
```

代码运行结果如下：

ShapiroResult(statistic=0.8056418895721436, pvalue=0.023681914433836937)

ShapiroResult(statistic=0.6859724521636963, pvalue=0.006791752763092518)

ShapiroResult(statistic=0.8071253895759583, pvalue=0.048147235065698624)

ShapiroResult(statistic=0.7034392356872559, pvalue=0.006718282587826252)

LeveneResult(statistic=2.418189113365396, pvalue=0.09217886666927333)

KruskalResult(statistic=1.1458212697442671, pvalue=0.7660257219284428)

前 4 行为各组正态性检验结果，各组 P 均小于 0.05，均不服从正态分布；第 5 行为方差齐性检验，P =0.092，各组总体方差相同；第 6 行为 Kruskal-Wallis H 检验结果，H=1.145，P=0.766，不能认为 4 种药物对咳嗽治疗效果有差异。

8.4　相关分析

8.4.1　直线相关分析

直线相关分析（correlation analysis）是分析两个定量指标关系密切程度的常用统计分析方法，如在分析人的身高与体重、血压与年龄等之间关系时可以使用直线相关分析。

变量之间的线性相关关系分为 3 种。一是正相关，即两个变量 X 和 Y 的变化方向一致。二是负相关,即两个变量的变化方向相反。三是无相关,即两个变量的变化趋势没有明显依存关系。描述两个变量间相关关系的统计指标称为相关系数(correlation coefficient),又称 Pearson 积差相关系数。直线相关关系用直线相关系数 r 表示,其计算公式为:

$$r = \frac{\sum (X - \bar{X})(Y - \bar{Y})}{\sqrt{\sum (X - \bar{X})^2 \sum (Y - \bar{Y})^2}} = \frac{L_{xy}}{\sqrt{L_{xx}L_{yy}}} \qquad (8\text{-}6)$$

r 的取值范围是:$-1 \leqslant r \leqslant 1$。$|r|$ 越接近 1,说明两个变量之间的相关性越强。$|r|$ 越接近 0,说明两个变量之间的相关性越弱。

根据样本资料计算出来的相关系数存在抽样误差。即假设在一个 X 与 Y 无关的总体中随机抽样,由于抽样误差,所得的样本相关系数常不等于零。因此,要判断两个变量 X 与 Y 是否真的存在相关关系,仍需做总体相关系数 ρ 是否为零的假设检验,其统计量 t_r 的计算公式为:

$$t_r = \frac{r}{\sqrt{\dfrac{1 - r^2}{n - 2}}}, \quad \upsilon = n - 2 \qquad (8\text{-}7)$$

其中,t_r 为统计量,n 为总样本量,r 为样本相关系数,υ 为自由度。

8.4.1.1 直线相关分析的 Python 实现

Python 实现直线相关分析的代码为:stats.pearsonr(x, y)。

例 8-9:某临床医生测定了 21 名肝癌患者血清中胆固醇和三酰甘油的含量,结果见表 8-5。试分析肝癌患者血清中胆固醇与三酰甘油的相关性。

Python 实现代码如代码清单 8-10 所示。

表 8-5　肝癌患者血清中胆固醇和三酰甘油的含量

胆固醇 / (mmol·L⁻¹)	三酰甘油 / (mmol·L⁻¹)	胆固醇 / (mmol·L⁻¹)	三酰甘油 / (mmol·L⁻¹)
1.42	4.81	0.79	3.42
1.01	3.41	0.83	2.93
1.30	5.70	1.11	5.18
1.78	6.84	1.10	4.56
0.89	5.01	0.97	4.60
0.9	3.98	1.46	5.23
1.33	4.23	0.84	3.57
0.89	4.43	1.45	6.11
0.49	2.58	1.15	3.63
1.24	4.40	0.78	3.80
1.00	3.77		

代码清单 8-10　直线相关分析示例

```
import pandas as pd # 导入 pandas 库
import scipy.stats as stats # 导入 stats 库
from matplotlib import pyplot as plt # 导入 matplotlib 库

# 录入数据
x = [1.42,1.01,1.30,1.78,0.89,0.90,1.33,0.89,0.49,1.24,1.00,0.79,0.83,1.11,1.10,
     0.97,1.46,0.84,1.45,1.15,0.78]
y = [4.81,3.41,5.70,6.84,5.01,3.98,4.23,4.43,2.58,4.40,3.77,3.42,2.93,5.18,4.56,
     4.60,5.23,3.57,6.11,3.63,3.89]
data=pd.DataFrame({'x':x,'y':y}) # 生成 pandas 数据库
# 绘制散点图
data.plot(kind='scatter',x='x',y='y',xlabel=' 胆固醇 ',ylabel=' 三酰甘油 ')
# 计算 pearson 相关系数
stats.pearsonr(data['x'],data['y'])
```

代码运行结果如下（图 8-1）：

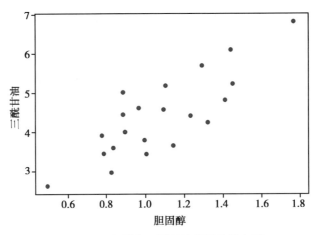

图 8-1　胆固醇和三酰甘油相关的散点图

0.8165331372296059, 6.3336334636934165e-06

代码运行结果第一部分为胆固醇和三酰甘油相关的散点图：可以看出，胆固醇和三酰甘油具有直线相关性。第二部分为 Pearson 相关系数的统计量和 P 值：$t_r = 0.816$，$P<0.001$，可以认为胆固醇和三酰甘油具有直线相关性。

8.4.1.2　注意事项

（1）直线相关表示两个定量变量之间的相互关系是双向的，分析两个定量变量之间到底有无相关关系可首先绘制散点图，散点图呈现出直线趋势时，再做分析。

（2）Pearson 相关系数的计算只适用于双变量正态分布的情形,如果资料不服从正态分布,可先通过变量转换,使之正态化,再根据变换值计算相关系数,如果不符合条件应进行秩相关分析。

8.4.2 秩相关

若资料不服从正态分布或为有序多分类资料,无法用直线相关正确描述两个变量之间的相关关系,可以使用秩相关计算相关系数,常用方法有 Spearman 相关和 Kendall 相关。Python 实现方法如下:

Spearman 相关: stats.spearmanr(x,y)。
Kendall 相关: stats.kendalltau(x,y)。

例 8-10: 某研究者抽取 22 名 45~60 岁的女性,调查她们近一周每天看电视的平均时间,并测定其胆固醇浓度,结果见表 8-6。试分析胆固醇浓度与看电视时间的关系。

表 8-6　看电视时间与胆固醇浓度

电视时间 / min	胆固醇浓度 / (mmol·L^{-1})	电视时间 / min	胆固醇浓度 / (mmol·L^{-1})
169	4.51	169	465
171	4.70	172	5.61
171	5.31	169	4.81
165	5.16	167	5.64
160	5.09	168	4.10
169	5.70	164	5.35
166	5.25	162	4.65
157	4.89	169	5.79
173	4.90	167	4.81
171	4.68	172	5.05
166	4.77	166	5.66

Python 实现代码如代码清单 8-11 所示。

代码清单 8-11　秩相关分析示例

```
import pandas as pd  # 导入 pandas 库
import scipy.stats as stats  # 导入 stats 库

# 录入数据
x = [169,171,171,165,160,169,166,157,173,171,166,169,172,169,167,168,164,162,
     169,167,172,166]
```

```
y = [4.51,4.7,5.31,5.16,5.09,5.7,5.25,4.89,4.9,4.68,4.77,465,5.61,4.81,5.64,4.1,5.35,
    4.65,5.79,4.81,5.05,5.66]
data=pd.DataFrame({' 电视时间 ':x,' 胆固醇浓度 ':y}) # 创建 pandas 数据库
# 正态性检验
print(stats.shapiro(data[' 电视时间 ']))
print(stats.shapiro(data[' 胆固醇浓度 ']))
# 计算秩相关
print(stats.spearmanr(data[' 电视时间 '],data[' 胆固醇浓度 '])) # 计算 spearman 相关系数
print(stats.kendalltau(data[' 电视时间 '],data[' 胆固醇浓度 ']))# 计算 kedalltau 相关系数
```

代码运行结果如下：

ShapiroResult(statistic=0.927547812461853, pvalue=0.10908140987157822)

ShapiroResult(statistic=0.22515124082565308, pvalue=7.87191811735255e-10)

SpearmanrResult(correlation=0.03275531844348204, pvalue=0.8849427653430455)

KendalltauResult(correlation=0.04518000558515264, pvalue=0.7756083563684683)

前 2 行为各组正态性检验结果。第 2 行为胆固醇的结果：$P<0.05$，不服从正态分布。第 3 行为 Spearman 相关计算结果：$r=0.045$，$P=0.884$，不能认为胆固醇浓度与看电视时间有关系；第 4 行为 Kendall 相关计算结果：$r=0.045$，$P=0.775$，与 Spearman 相关计算结果一致。

8.5 线性回归分析

在实际研究中，除了掌握两变量的相关关系外，还需要了解其依存关系，即回归分析。如因变量（dependent variable）Y 和自变量或解释变量（independent variable）X 呈直线关系时，称为直线回归（linear regression）。线性回归分为简单线性回归和多重线性回归，本节只介绍简单线性回归，多重线性回归详见第 10 部分。

8.5.1 基本原理

线性回归方程（linear regression equation）用于描述两个变量间依存变化的数量关系，是通过样本观测值拟合一条直线来研究变量之间关系的方法。求回归方程的过程就是利用观测值求出方程中的 a、b 两个系数，一般采用最小二乘法。直线回归方程的一般表达式为：

$$y = a + bx \tag{8-8}$$

其中，a 是回归直线的截距（intercept），b 是回归直线的斜率，也称为回归系数（regression coefficient）。

由于回归方程是用样本观测值建立的，用它来描述总体情况，可能存在抽样误差，因此需要进行假设检验。对线性回归方程的假设检验，即是检验回归系数 b 是否为 0 的总体中的一个随机样本。该假设检验通常用方差分析或 t 检验，两者的检验效果等价。计算公式为：

$$t_b = \frac{|b - 0|}{S_b}, \quad \upsilon = n - 2 \tag{8-9}$$

其中,t_b 为统计量,n 为总样本量,b 为样本回归系数,S_b 为 b 的标准误,v 为自由度。

8.5.2 应用条件

拟合线性回归模型通常需要具备以下条件:

(1)因变量 Y 与自变量 X 呈线性关系。

(2)各个体观察值之间相互独立。

(3)在一定范围内,任意给定 X 值,因变量 Y 均服从正态分布。

(4)在一定范围内,不同 X 值所对应的随机变量 Y 的方差相等。

8.5.3 线性回归分析的 Python 实现

利用 Python 的 statsmodels 库实现线性回归分析,详见代码清单 8-12。

代码清单 8-12 线性回归

```
import pandas as pd # 导入 pandas 库
import statsmodels.formula.api as smf # 导入 statsmodels 库

data = pd.read_csv('../data/demo_9.csv') # 导入数据
model = smf.ols('Y ~ x', data=data).fit() # 构建模型
print(model.summary()) # 输出相关结果
```

例 8-11:使用例 8-9 资料进行线性回归分析,构建回归方程。Python 实现代码如代码清单 8-13 所示。

代码清单 8-13 胆固醇与三酰甘油线性回归分析示例

```
import pandas as pd # 导入 pandas 库
import statsmodels.formula.api as smf # 导入 statsmodels 库

# 录入数据
x = [1.42, 1.01, 1.30, 1.78, 0.89, 0.90, 1.33, 0.89, 0.49, 1.24, 1.00, 0.79, 0.83, 1.11, 1.10,
    0.97, 1.46, 0.84, 1.45, 1.15, 0.78]
y = [4.81, 3.41, 5.70, 6.84, 5.01, 3.98, 4.23, 4.43, 2.58, 4.40,
    3.77, 3.42, 2.93, 5.18, 4.56, 4.60, 5.23, 3.57, 6.11, 3.63, 3.89]
data = pd.DataFrame({'x': x, 'y': y}) # 生成 pandas 数据库
# 线性回归
result = smf.ols('y~x', data=data).fit() # 构建回归方程
print(result.summary()) # 输出结果
```

代码运行结果如下：

OLS Regression Results

Dep. Variable:	y	R-squared:	0.667
Model:	OLS	Adj. R-squared:	0.649
Method:	Least Squares	F-statistic:	38.01
Date:	Tue, 07 Dec 2021	Prob (F-statistic):	6.33e−06
Time:	16:27:21	Log-Likelihood:	−18.763
No. Observations:	21	AIC:	41.53
Df Residuals:	19	BIC:	43.61
Df Model:	1		
Covariance Type:	nonrobust		

	coef	std err	t	P>|t|	[0.025	0.975]
Intercept	1.3023	0.520	2.507	0.021	0.215	2.390
x	2.8567	0.463	6.165	0.000	1.887	3.826

Omnibus:	1.713	Durbin-Watson:	2.209
Prob(Omnibus):	0.425	Jarque-Bera (JB):	0.978
Skew:	0.066	Prob(JB):	0.613
Kurtosis:	1.951	Cond. No.	7.58

结果分为 3 部分。

第一部分为模型的基本信息。

Dep.Variable：因变量，本例为 Y。

Model/ Method：模型或方法，本例使用了最小二乘模型（ordinary least squares，OLS）。

Date/Time：模型生成的日期和时间。

No. Observations：样本量，本例为 21 例。

Df Residuals：残差自由度，即样本量减去参与估计的参数个数。

Df Model：模型自由度，即用到的自变量 X 的个数。

Covariance Type：协方差类型，默认为 nonrobust。

R-squared/ Adj.R-squared：决定系数与修正决定系数。

F-statistic/ Prob (F-statistic)：方差分析结果，即 F 值和 P 值。

Log likelihood：最大对数似然值。

AIC：赤池信息准则的值。

BIC：贝叶斯信息准则的值。

第二部分为回归方程的参数估计。

coef：指自变量 X 和常数项的系数，本例中自变量系数是 2.8567，常数项是 11.3023。

std err：系数估计的标准误差。

t：t 检验的统计量。

$P>|t|$：t 检验中的 P 值。

[0.025, 0.975]：为 95% 可信区间的下限和上限值。

第三部分为残差分析结果。

Omnibus/ Prob(Omnibus)：基于峰度和偏度进行正态性检验的统计量和 P 值。

Durbin-Watson：表示残差的自相关程度。

Skewness：偏度值。

Kurtosis：峰度值。

Jarque-Bera(JB)/ Prob(JB)：基于峰度和偏度进行正态性检验的统计量和 P 值。

Cond. No.：多重共线性检验。

本例中的回归方程为 $Y=1.30+2.86X$，回归系数值 $=2.86$，$P<0.001$。

9 分类资料数据分析

主要内容

- 卡方检验
- Fisher 确切概率法
- 配对卡方检验
- Cochran Q 检验
- 趋势卡方检验

分类资料变量的取值为某种属性或类别,常用统计指标为率、构成比、相对比等。这类资料在医学研究中较为常见,如某病的发病率、某种治疗方法的治愈率等,研究者在分析这类资料时,通常需要比较两个或多个总体率之间的差别是否有统计学意义。例如,比较两种或多种治疗方法治疗某病的治愈率是否有差异,通常采用卡方(χ^2)检验来分析此类问题。

χ^2 检验的基本原理是比较样本的实际观测值与理论推断值之间的吻合程度或拟合优度问题,实际观测值与理论推断值之间的偏离程度决定卡方值的大小:卡方值越大,二者偏差程度越大;卡方值越小,二者偏差越小;若两个值完全相等,卡方值为 0,表明理论值与实测值完全相符。卡方检验是以 χ^2 分布为理论依据的假设检验方法,它的无效假设 H_0 为实际频数与理论频数(或期望频数)无差别。

χ^2 检验在医学研究中应用非常广泛,通常用于比较两个率或构成比之间有无差别,多个率或构成比之间有无差别,两个分类变量之间有无关联性,实际分布与理论分布的拟合优度检验等。

9.1 卡方检验

9.1.1 四格表资料的卡方检验

卡方检验最常用于两个独立样本四格表资料的统计分析。常见的四格表资料形式见表 9-1。

表 9-1   四格表资料格式

组别	阳性	阴性	合计
A 组	a	b	$a+b$
B 组	c	d	$c+d$
合计	$a+c$	$b+d$	$n=a+b+c+d$

四格表卡方检验（Pearson χ^2）的计算公式为：

$$\chi^2 = \sum \frac{(A-T)^2}{T} \tag{9-1}$$

式中，A 为实际频数，T 为理论频数。理论频数 T 是根据检验假设 A 组和 B 组两总体的阳性率（π）相等，即 H_0: $\pi_1 = \pi_2$ 确定的。理论频数 T 的计算公式为：

$$T_{RC} = \frac{n_R \times n_C}{n} \tag{9-2}$$

式中，T_{RC} 为第 R 行第 C 列的理论频数，n_R 为相应的行合计，n_C 为相应的列合计，n 为总例数。

卡方检验的自由度取决于可以自由取值的格子数，而不是样本含量（n），计算公式为：

$$v = (行数 -1)(列数 -1) \tag{9-3}$$

公式（9-1）是 χ^2 的基本公式，可用于两个或多个样本率比较、关联性检验和频数分布拟合优度检验。对于四格表资料和行 × 列表资料，还有专用公式：

$$\chi^2 = \frac{(ad-bc)^2 n}{(a+b)(c+d)(a+c)(b+d)} \tag{9-4}$$

其中，a、b、c、d 为四格表的实际频数；（$a+b$）、（$c+d$）、（$a+c$）、（$b+d$）是周边合计数；n 为总例数，$n=a+b+c+d$。

计数资料中，实际频数为分类资料，是不连续的，χ^2 分布是一种连续性分布。为此，美国统计学家 Yates F 于 1934 年提出用 $|A-T|-0.5$ 计算 χ^2 的连续性校正公式：

$$\chi^2_c = \sum \frac{(|A-T|-0.5)^2}{T} \tag{9-5}$$

$$\chi^2_c = \frac{\left(|ad-bc| - \frac{n}{2}\right)^2 n}{(a+b)(c+d)(a+c)(b+d)} \tag{9-6}$$

公式（9-5）和公式（9-6）是对公式（9-1）和公式（9-4）的校正。

9.1.2   R × C 列联表资料的卡方检验

资料的行变量和 / 或列变量取值为 >2 时，应该为 R × C 列联表资料。它在医学研究中较为常见，如比较 3 种不同药物控制高血压的有效率。R × C 列联表资料的卡方检验是四格表资料卡方检验的延伸，其 χ^2 检验仍用 Pearson χ^2 公式，通过公式带入化简，可得行 × 列表资料 χ^2 检验的专用公式：

$$\chi^2 = n\left(\sum \frac{A^2}{n_R n_C} - 1\right), v = (行数-1) \times (列数-1) \tag{9-7}$$

9.1.3   卡方检验的选用

可以根据以下条件选择具体卡方检验的方法：

（1）当 $n \geqslant 40$ 且理论频数 $T \geqslant 5$ 时,可选用 χ^2 检验的基本公式或四格表资料专用公式。

（2）当 $n \geqslant 40$ 但 $1 \leqslant T < 5$ 时,需用四格表资料的校正卡方检验。

（3）当 $n < 40$,或 $T < 1$,或 χ^2 检验中求得 $P \approx 0.05$ 时,选用 Fisher 确切概率法。

9.1.4 卡方检验的 Python 实现

利用 Python 的 Scipy 库实现卡方检验,详见代码清单 9-1。

代码清单 9-1　卡方检验示例

```python
# 导入库
import numpy as np
import pandas as pd
from scipy import stats
from scipy.stats.contingency import expected_freq

data = np.array([[198, 10], [150, 42]])  # 输入数据
# 计算理论频数
expected_freq(observed)
# 计算卡方值和 P 值   # 校正卡方（默认 correction=True, 可以不指定）
chi2_corrected = stats.chi2_contingency(data, correction=True)
chi2_uncorrected = stats.chi2_contingency(data, correction=False) # 未校正卡方
# 输出结果
print('chi2 value = {0:5.3f}    P={1:5.3f} 校正 '. format(
    chi2_corrected[0], chi2_corrected[1])) # 输出校正卡方结果
print('chi2 value = {0:5.3f}    P={1:5.3f} 未校正 '. format(
    chi2_uncorrected[0], chi2_uncorrected[1])) # 输出未校正卡方
```

例 9-1:某医疗机构对两种不同降血压药物治疗高血压的疗效进行比较,将 400 例高血压患者随机分为两组,结果见表 9-2。试比较两组降压药的降压效果是否有差异。

表 9-2　两组不同药物降低血压有效率的比较

组别	有效	无效	合计
试验组	198	10	208
对照组	150	42	192
合计	348	52	400

导入分析卡方检验所需要的库,并录入数据,计算理论频数 T,Python 实现代码如代码清单 9-2 所示。

代码清单 9-2　数据录入与理论频数计算示例

```
import numpy as np
import pandas as pd
from scipy import stats
from scipy.stats.contingency import expected_freq

data = np.array([[198, 10], [150, 42]]) # 录入数据
expected_freq(data) # 计算理论频数
```

结果显示理论频数为 array([[180.96, 27.04], [167.04, 24.96]]),均大于 5,提示可以使用未校正卡方检验进行分析,如代码清单 9-3 所示。

代码清单 9-3　卡方检验

```
chi2_uncorrected = stats.chi2_contingency(data, correction=False)
print('chi2 value = {0:5.3f}    P={1:5.3f} '. format(chi2_uncorrected[0],
                                                      chi2_uncorrected[1]))
```

代码运行结果为"chi2 value=25.714, P=0.000",即 χ^2 值为 25.714, P 值为 0.000。当然也可以直接运行 stats.chi2_contingency(data, correction=False)语句,输出结果"(25.714139971434392, 3.9591557447175373e-07, 1, array([[180.96, 27.04], [167.04, 24.96]]))",包含 χ^2 值、P 值、自由度和理论频数 4 部分。结果可以解释为:在 α=0.05 水平上可以认为两种降血压药总体有效率有差别(χ^2=25.714, P<0.001)。

在实际应用中,研究人员收集到的信息通常是每个观察对象的信息,需要整理成表格后再进行分析。

例 9-2: 某项调查研究收集了研究对象的性别、吸烟、饮酒、体重和高血压等信息,试分析不同体重人群的高血压发生率是否有差异。

首先导入相关库和数据,生成 R×C 列联表,实现代码如代码清单 9-4 所示。

代码清单 9-4　导入数据、生成列联表示例

```
import numpy as np          # 导入 numpy 库
import pandas as pd         # 导入 pandas 库
from scipy import stats     # 导入 scipy 库

data = pd.read_csv('../data/demo_8.csv') # 导入数据
data ['Weight3'] = pd.qcut(data['Weight'], 3) # 将体重三等分
table = pd.crosstab(data ['Weight3'], data['Hypertension']) # 生成列联表
table # 查看生成的表格
```

代码运行结果如下：

Hypertension	0.0	1.0
Weight3		
(34.999, 58.0]	197	164
(58.0, 67.0]	169	165
(67.0, 125.0]	157	169

然后使用以下代码进行卡方检验：stats.chi2_contingency(table, correction=False)。

代码运行结果：2.8958337353296226, 0.2350594383512729, 2, array([[184.91968658, 176.08031342], [171.08912831, 162.91087169], [166.99118511, 159.00881489]]))。

结果显示 χ^2=2.896，P=0.235，不可以认为不同体重人群的高血压发生率有差异。

9.2 Fisher 确切概率法

Fisher 确切概率法（Fisher's exact probability）由 Fisher RA 于 1934 年基于超几何分布运用精确概率法直接计算概率提出。该方法可评估 2×2 列联表关联概率，这些表与所观察数据的行和列总数相同，使得 H_0 假设（即行和列变量是无关的）为真。Fisher 确切概率法之所以被称为"确切"，是因为偏离一个空假设的显著性可以被确切地计算出来，而不是依赖近似值，当样本量增长到无穷大时，这种近似就变得精确了。

在使用 Fisher 确切概率法检验时，必须决定是否使用单尾检验或双尾检验。单尾检验寻找比观察值极端或更极端的概率。双尾检验（Python 中的默认选项）会考虑在相反方向上是极端的表格。

9.2.1 Fisher 确切概率法使用条件

如果列联表中有理论数 $T<1$ 或不满足 80% 的单元格期望值至少为 5，或四格表中 $n<40$，或卡方检验所得概率（P）接近检验水准，应使用 Fisher 确切概率法。

9.2.2 Fisher 确切概率法的 Python 实现

利用 Python 的 Scipy 库实现 Fisher 确切概率法，详见代码清单 9-5。

代码清单 9-5　Fisher 确切概率法示例

```python
import numpy as np
import pandas as pd
from scipy import stats
from scipy.stats.contingency import expected_freq


data=np.array([[18, 1], [16, 2]]) # 数据录入
```

```
# 计算卡方值和 P 值  # alternative 默认值为 'two-sided', 双侧检验
result = stats.fisher_exact(data, alternative='two-sided')
result = stats.fisher_exact(data, alternative='less') # 单侧检验
result = stats.fisher_exact(data, alternative='greater') # 单侧检验
print(f' 卡方值 ={result[0]:.2f}, P 值 ={result[1]:.3f}') # 输出结果
```

例 9-3: 某医师研究甲乙两种药物治疗吉兰 - 巴雷综合征的疗效, 资料见表 9-3。试比较两种药物的治疗效果有无差异。

表 9-3　两种药物治疗吉兰 - 巴雷综合征的效果

分组	治疗效果		合计
	有效	无效	
甲药	18	1	19
乙药	16	2	18
合计	34	3	37

本例 $n<40$, 不能用独立样本四格表资料的卡方检验, 这时可选用 Fisher 确切概率法（Fisher's exact probability）。Python 实现代码如代码清单 9-6 所示。

代码清单 9-6　Fisher 确切概率法

```
import numpy as np # 导入 numpy 库
from scipy import stats # 导入 stats 库
data=np.array([[18,1], [16,2]]) # 数据录入

# 计算卡方值和 P 值  # alternative 默认值为 'two-sided', 双侧检验
result = stats.fisher_exact(data, alternative='two-sided')
print(f' 卡方值 ={result[0]:.2f}, P 值 ={result[1]:.3f}') # 输出结果
```

代码运行结果为: χ^2=2.25, P=0.479, 不可以认为两种药物的治疗效果有差异。

9.3　配对卡方检验

前面讲了独立样本 2×2 列联表和 R×C 列联表资料的检验, 然而在一些研究中, 要比较的样本资料并非相互独立, 如配对设计两样本频率分布的比较, 此时应采用配对卡方检验（McNemar 检验）。

配对设计常用于两种检验方法、培养方法、诊断方法等的比较。其特点是对样本中各观察单位分别用两种方法处理, 然后观察两种处理方法的某两分类变量的计数结果。

配对卡方检验的资料形式见表9-4。

表 9-4　配对四格表资料格式

处理方法一	处理方法二		合计
	+	−	
+	a	b	
−	c	d	
合计	$a+c$	$b+d$	$a+b+c+d$

观察结果有4种情况：①两种处理方法皆为阳性（a）；②两种处理方法皆为阴性（d）；③处理方法一为阳性，处理方法二为阴性（b）；④处理方法二为阳性，处理方法一为阴性（c）。其中，a、d 为两种处理方法观察结果一致的两种情况，b、c 为两种处理方法观察结果不一致的两种情况。当两种处理方法无差别时，总体 $b=c$，即两总体率相等 $\pi_1=\pi_2$。由于存在抽样误差，样本中的 b 和 c 往往不相等（$b \neq c$，即两样本率不等）。为此，需进行 McNemar 检验：

$$\chi^2 = \frac{(b-c)^2}{b+c}, \nu = 1 \tag{9-8}$$

$$\chi^2 = \frac{(|b-c|-1)^2}{b+c}, \nu = 1 \tag{9-9}$$

（$b+c$）≥40 时用公式（9-8），（$b+c$）<40 时用公式（9-9）。需要注意的是，该法一般用于样本含量不太大的资料。因该方法仅考虑了两种处理方法结果不一致的两种情况（b,c），而未考虑样本含量（n）和两种处理方法结果一致的情况（a,d）。当 n 很大，且 a 与 d 的数值很大（即两种处理方法的一致率较高），b 与 c 的数值相对较小时，即时检验结果有统计学意义，其实际意义一般也不大。

9.3.1　配对卡方检验使用条件

满足配对条件，配对后的样本资料不具备相互独立性。

9.3.2　配对卡方检验的 Python 实现

利用 Python 的 statsmodels 库实现 McNemar 检验，详见代码清单9-7。

代码清单 9-7　McNemar 检验示例

```
import numpy as np # 导入 numpy 库
from statsmodels.stats.contingency_tables import mcnemar # 导入 mcnemar 模块
data = np.array([[101, 121], [59, 33]]) # 录入数据
result = mcnemar(data) # mcnemar 检验
print(f' 卡方值 ={result.statistic:.2f}, P 值 ={result.pvalue:.3f}') # 输出结果
```

例 9-4：研究人员用两种检测方法对某样品进行检测，各样本检测结果见表 9-5。试分析两种检测方法检测结果有无差异。

表 9-5　两种检测方法检测样本结果

检测方法一	检测方法二		合计
	+	–	
+	101	121	222
–	59	33	92
合计	160	154	314

代码运行结果显示：χ^2=59.00，P=0.000，可以认为两种检测方法检测结果有差别。

9.4　多个相关样本的非参数检验（Cochran Q 检验）

Cochran Q 检验是一种研究多个相关样本数据是否呈现显著性差异的方法，是对 McNemar 检验的扩展，可用于 3 组或多组配对资料的比较。Cochran Q 检验因变量只能采用两种可能的结果（0 和 1）。这是一个非参数的检验方法，可验证多个处理是否具有相同的效果。

Cochran Q 检验的 H_0 假设为变量之间无差异。如果计算出的概率（P）低于选定的显著水平，则可以拒绝 H_0 假设，得出在至少 2 个变量中的比例是显著不同的结论。

9.4.1　Cochran Q 检验的 Python 实现

利用 Python 的 statsmodels 库实现 Cochran_Q 检验，详见代码清单 9-8。

代码清单 9-8　Cochran_Q 检验示例

```python
import numpy as np # 导入 numpy 库
from statsmodels.stats.contingency_tables import cochrans_q # 导入 cochrans_q 模块
data=np.array([[0,1,1,0,1,0,0,1,0,0,0,0], # 导入数据
               [1,1,1,0,0,1,0,1,1,1,1,1],
               [0,0,1,0,0,1,0,0,0,0,0,0]])
result = cochrans_q(data) # cochrans_q 检验
print(f' 卡方值 ={result.statistic:.2f}, P 值 ={result.pvalue:.3f}') # 输出结果
```

例 9-5：对 12 个样品采用 3 种不同检测方法进行检测。检测结果如表 9-6 所示，其中阳性标记为 1，阴性标记为 0。试比较 3 种检测方法是否有差异。

代码清单 9-8 运行结果显示：χ^2=13.78，P=0.245，不可以认为 3 种不同检测方法的检测结果有差异。

表 9-6　12 个样品采用 3 种不同检测方法的检测结果

样品	方法 1	方法 2	方法 3
1	0	1	0
2	1	1	0
3	1	1	1
4	0	0	0
5	1	0	0
6	0	1	1
7	0	0	0
8	1	1	0
9	0	1	0
10	0	1	0
11	0	1	0
12	0	1	0

9.5　趋势卡方检验

在分析 R×C 列联表资料时,除了做普通卡方检验分析"差异"外,有时候还需要了解这种"差异"是否存在线性相关关系。例如,将年龄分为高、中、低三组,计算每个年龄组的高血压患病率,使用卡方检验可以比较 3 个年龄组患病率的差异;若比较结果有差异,还可以使用趋势卡方检验分析年龄组与患病率的线性相关关系,即患病率是否随着年龄增长而增加。

趋势卡方检验常用的统计方法有 Cochran-Armitage 趋势检验和 linear by linear association 检验(或 Mantel-Haenszel 卡方检验)。Cochran-Armitage 趋势检验要求一个变量是有序分类变量,另一个变量是二分类变量;而 linear by linear association 检验要求一个变量是有序分类变量,另一个变量可以是二分类变量,也可以是有序多分类变量。本节主要介绍 Python 使用 linear by linear association 检验方法实现趋势卡方检验。

9.5.1　趋势卡方检验的 Python 实现

例 9-6:某研究者调查了 278 名居民的血压信息,资料整理见表 9-7。试分析年龄与高血压等级之间是否存在线性变化趋势。

表 9-7　278 名居民年龄与高血压等级资料

年龄 / 岁	不同高血压等级人数 / 人				合计
	正常	1 级	2 级	3 级	
30 ~	70	22	4	2	98
40 ~	27	24	9	3	63
50 ~	16	26	13	7	59
≥60	9	20	15	14	58
合计	122	89	41	26	278

首先,对资料进行 R×C 列联表的卡方检验,参考代码清单9-1,运行代码"stats.chi2_ contingency(data,correction=False)"。结果显示:$P<0.001$,可以认为各年龄组高血压等级分布有差异。

然后,进行趋势卡方检验,分析年龄与高血压等级之间是否存在线性变化趋势,如代码清单9-9所示。

代码清单 9-9 趋势卡方检验示例

```python
import numpy as np # 导入 numpy 库
import statsmodels.api as sm # 导入 statsmodels 库

# 录入数据
data = np.array([[70,22,4,2], [27,24,9,3], [16,26,13,7], [9,20,15,14]])

# 趋势卡方检验
table = sm.stats.Table(data)
trend =table.test_ordinal_association() # linear by linear association test
print(f' 卡方值 ={trend.statistic:.2f},P 值 ={trend.pvalue:.3f}') # 输出结果
```

代码运行结果为:$\chi^2=473.00$,$P=0.000$,可以认为年龄与高血压等级之间存在线性变化趋势。

10 多重线性回归

主要内容

- 多重线性回归分析
- 逐步回归分析
- 多重共线性和回归诊断

分析一个因素对一个定量指标的影响及相互关系可采用直线回归与相关分析方法。然而事物之间的关系是错综复杂的,一个定量指标往往受到多个因素的影响。例如,儿童的心象面积与性别、年龄、身高、体重、胸围等有关;糖尿病患者的血糖变化与胰岛素、糖化血红蛋白、血清总胆固醇、三酰甘油等多种生化指标的变化有关;心率与年龄、体重、肺活量有关等。研究多个因素对某一定量指标的影响,分析多个自变量与一个因变量之间的线性关系时可采用多重线性回归(multiple linear regression)分析方法。

10.1 多重线性回归分析

10.1.1 多重线性回归模型简介

10.1.1.1 模型的建立

因变量 Y 与自变量 $X_1, X_2, \cdots, X_m$ 间存在如下线性关系:

$$Y = \beta_0 + \beta_1 X_1 + \cdots + \beta_i X_i + \cdots + \beta_m X_m + \varepsilon \tag{10-1}$$

其中,β_0 是常数项,$\beta_1, \beta_2, \cdots \beta_i, \cdots, \beta_m$ 为偏回归系数(partial regression coefficient),是待定参数。$\beta_i (i=1, 2, \cdots, m)$ 表示在其他自变量固定的条件下,自变量 $X_i (i=1, 2, \cdots, m)$ 每改变一个单位引起 Y 的平均改变量,即 Y 在 X_i 上的变化率。ε 为随机误差,又称残差(residual),表示在 Y 的变化中不能用自变量 X_i 所解释的部分。公式(10-1)为多重线性回归模型。许多书上称此方法为多元回归(multiple regression),易与多变量回归(multivariate regression)相混淆。

10.1.1.2 假设检验

由样本观测值对总体多重线性回归模型各参数做出估计后,应对其进行假设检验。

多重线性回归方程的方差分析:假设检验就是检验因变量(Y)与自变量($X_1, X_2, \cdots, X_m$)整体上是否存在线性回归关系,等价于检验 $\beta_1, \beta_2, \cdots, \beta_i, \cdots, \beta_m$ 是否同时为 0,即 H_0 假设：$\beta_1=\beta_2=\cdots=\beta_i=\cdots=\beta_m=0$。

可采用方差分析 F 检验对总离均差平方和进行分解：

$$\sum_{j=1}^{n}(y_j-\bar{y})^2=\sum_{j=1}^{n}(\hat{y}_j-\bar{y})^2+\sum_{j=1}^{n}(y_j-\hat{y}_j)^2 \tag{10-2}$$

可简写为：

$$SS_{总}=SS_{回归}+SS_{误差} \tag{10-3}$$

构造 F 检验统计量为：

$$F=\frac{SS_{回归}/m}{SS_{误差}/(n-m-1)} \tag{10-4}$$

F 值服从自由度为（m，$n-m-1$）的 F 分布。

10.1.1.3　偏回归系数的假设检验

F 检验结果为回归方程有统计学意义，并不意味着每个自变量对 Y 的影响都有统计学意义，因此需要对每个自变量进行假设检验。H_0 假设为 $\beta_i=0$，构造 t 统计量：

$$t_{b_i}=\frac{b_i}{S_{b_i}} \tag{10-5}$$

其中，b_i 为偏回归系数，S_{b_i} 是 b_i 的标准误。在 H_0 成立的前提下，t_{b_i} 服从自由度为 $v=n-m-1$ 的 t 分布。如果 $|t_{b_i}|\geq t_{\alpha/2,n-m-1}$，则在 α 水平上拒绝 H_0，可认为 $\beta_i\neq 0$，X_i 与 Y 之间有线性回归关系。

尽管各 b_i 有统计学意义，但由于各自变量（X_i）一般具有不同的单位，不能直接通过偏回归系数 b_i 的绝对值来比较各自变量（X_i）对因变量（Y）的影响。此时，可对原始数据做标准化转换：

$$x_{ji}=\frac{X_{ji}-\overline{X_i}}{S_i};j=1,2,\cdots,n;i=1,2,\cdots,m \tag{10-6}$$

用所有没有单位的 x_{ji} 数据计算拟合回归方程，称为标准化回归方程，相应偏回归系数 b_i' 称为标准化偏回归系数。标准化偏回归系数 b_i' 与一般的偏回归系数 b_i 之间有如下数量关系：

$$b_i'=b_i\sqrt{\frac{S_i}{S_y}} \tag{10-7}$$

其中，S_i 和 S_y 分别为原始数据自变量 X_i 与因变量 Y 的标准差。b_i' 假设检验的结论与 b_i 相同。标准化偏回归系数是没有量纲的，各自变量间不存在共线性。在有统计学意义的前提下，可结合专业知识用自变量 b_i' 绝对值来比较各自变量（X_i）对因变量（Y）的影响强度，标准化偏回归系数绝对值越大说明相应的自变量对 Y 的作用越大。

10.1.2　多重线性回归使用条件

多重线性回归模型的应用应满足如下条件：

（1）因变量 Y 与自变量 X_1，X_2，$\cdots$，X_m 之间具有线性关系。

（2）因变量 Y 相互独立。

（3）残差 $\varepsilon\sim N(0,\sigma^2)$，即要求对任意一组自变量（$X_1$，$X_2$，$\cdots$，$X_m$）值所对应的因变量

（Y）具有相同的方差，并且服从正态分布。

10.1.3　资料格式

多重线性回归资料要求因变量（Y）为定量资料，自变量（X）可以是定量资料也可以是定性资料（表 10-1）。

表 10-1　多重线性回归资料分析格式

X_1	X_2	X_3	X_4	X_5	X_6	X_7	X_8	Y
33	1	3	1	1	1.805	89.2	98	122
52	1	3	1	1	1.745	65.5	79.5	125
47	1	2	1	1	1.770	75.4	92	132
54	2	2	2	2	1.575	63.9	99	140
48	2	3	2	2	1.640	58.4	82	132

10.1.4　多重线性回归分析的 Python 实现

利用 Python 的 statsmodels 库实现多重线性回归分析，详见代码清单 10-1。

代码清单 10-1　多重线性回归分析示例

```python
import pandas as pd # 导入 pandas 库
import numpy as np  # 导入 numpy 库
import statsmodels.api as sm # 导入 statsmodels 库
import statsmodels.formula.api as smf # 导入 statsmodels 库

data = pd.read_csv('../data/demo_9.csv') # 导入数据
model = smf.ols('Y ~ x1 + x2 + … + xn', data=data).fit() # 构建模型
print(model.summary()) # 输出相关结果
```

例 10-1：某研究开展了一项横断面调查，调查了 1 021 名社区居民，收集了年龄、性别、文化、吸烟、饮酒、身高、体重、腰围、收缩压和舒张压等资料，试使用多重线性回归模型分析收缩压与年龄等指标的关系。

第一步，导入做多重线性回归分析所需要的库和数据，修改变量名，查看前 5 行数据。Python 实现代码如代码清单 10-2 所示。

代码清单 10-2　导入库和数据示例

```python
import pandas as pd # 导入 pandas 库
import numpy as np  # 导入 numpy 库
import statsmodels.api as sm # 导入 statsmodels 库
```

```
import statsmodels.formula.api as smf # 导入 statsmodels 库

data = pd.read_csv('../data/demo_9.1.csv') # 导入数据
data.columns = ['Age', 'Sex', 'Edu', 'Smoke', 'Drink',
            'Hight', 'Weight', 'Wc', 'Sbp', 'Dbp'] # 更改列名
data.head() # 查看前 5 条数据
```

代码运行结果如下：

	Age	Sex	Edu	Smoke	Drink	Hight	Weight	Wc	Sbp	Dbp
0	33	1	3	1	1	1.805	89.2	98.0	122	82
1	52	1	3	1	1	1.745	65.5	79.5	125	72
2	47	1	2	1	1	1.770	75.4	92.0	132	78
3	54	2	2	2	2	1.575	63.9	99.0	140	70
4	48	2	3	2	2	1.640	58.4	82.0	132	86

第二步，采用最小乘法（OLS）构建多重线性回归模型，实现代码如代码清单 10-3 所示。

代码清单 10-3　构建多重线性回归模型示例

```
model = smf.ols('Sbp ~ Age + Sex + Edu + Smoke + Drink + Hight + Weight + Wc'
            data=data).fit() # 构建模型
print(model.summary()) # 输出相关结果
```

代码运行结果如下：

OLS Regression Results

==

Dep. Variable:	Sbp	R-squared:	0.067
Model:	OLS	Adj. R-squared:	0.059
Method:	Least Squares	F-statistic:	9.046
Date:	Thu, 04 Nov 2021	Prob (F-statistic):	4.69e-12
Time:	09:31:41	Log-Likelihood:	−4266.0
No. Observations:	1021	AIC:	8550.
Df Residuals:	1012	BIC:	8594.
Df Model:	8		
Covariance Type:	nonrobust		

==

	coef	std err	t	P>|t|	[0.025	0.975]
Intercept	138.2094	18.797	7.353	0.000	101.324	175.095
Age	0.4627	0.079	5.882	0.000	0.308	0.617
Sex	−2.0558	1.736	−1.184	0.237	−5.463	1.352
Edu	−1.5557	0.936	−1.662	0.097	−3.393	0.281
Smoke	2.2275	1.595	1.397	0.163	−0.902	5.358
Drink	0.2391	1.385	0.173	0.863	−2.479	2.957
Hight	−26.5679	10.299	−2.580	0.010	−46.777	−6.359
Weight	0.3937	0.109	3.627	0.000	0.181	0.607
Wc	−0.1106	0.100	−1.111	0.267	−0.306	0.085

Omnibus:	62.091	Durbin-Watson:	1.891
Prob(Omnibus):	0.000	Jarque-Bera(JB):	87.888
Skew:	0.512	Prob(JB):	8.23e−20
Kurtosis:	4.009	Cond. No.	5.10e+03

输出结果各部分的含义详见"8.5.3 线性回归分析的 Python 实现"部分。

结果显示,年龄(age)、身高(hight)、体重(weight)的回归系数分别为 0.4627、−26.5679 和 0.3937,有统计学意义($P \leqslant 0.001$)。年龄、体重与收缩压正相关,身高与收缩压负相关,身高对收缩压的影响最大,其次为年龄和体重。

10.2 自变量筛选

在处理实际问题过程中,通常会根据专业理论知识和经验收集与因变量(Y)可能有关的多个自变量(X)纳入模型,但是有些自变量与因变量的关系无法通过专业知识判断,这些自变量也许实际上对因变量并无影响或影响甚微,若把它们都引入回归模型,不但计算量大、信息成本高,而且会使回归参数估计和预测的精度降低;此外,如果没有把对因变量有重要作用的自变量包含在模型中,会夸大模型中其他一些自变量的作用,也会影响模型效果。因此,需要选择真正有意义的自变量加入方程,才能建立合理的回归模型。自变量选择准则如下:

(1)决定系数 R^2(rsquare)的值越大越好:按这一准则,尽可能纳入全部有意义的自变量,使回归方程有最大的 R^2 值,适用于自变量个数相同的回归方程间进行比较。

(2)校正决定系数 R^2_c(adjrsq)的值越大越好:既要求有较小的拟合误差,同时也要求较少的自变量个数,可用于不同模型间的比较。

(3)C_p 值要小:C_p 是由 Mallows 提出的统计量。

$$C_p = \frac{SSE_p}{MSE_m} - (n - 2p) \tag{10-8}$$

其中,SSE_p 表示只有 p 个自变量进入回归方程后的残差平方和,MSE_m 表示全部(m 个)

自变量都在回归方程中时的均方误差，n 为样本例数。要求 C_p 值要小，Mallows 建议采用 $C_p \leqslant p$ 的模型。理想模型应使 $C_p = p$。

（4）统计显著性准则：按一定检验水准，将有统计学意义的自变量纳入模型，无统计学意义的自变量排除在模型外，这种准则是建立在检验水准下有统计学意义的自变量模型。其自变量的选择方法有：①前进法，即从仅含截距项开始，把自变量逐个加入回归方程；②后退法，与前进法正好相反，先将全部变量加入回归模型，然后逐个剔除无统计学意义的变量；③逐步法，是前进法与后退法的结合，对自变量建立一套双向选择程序。

在实际应用中，目前普遍使用逐步回归方法筛选自变量。但是逐步法选出的模型与选择自变量的检验水平有关，一般只是较优的模型，而不是"最优"的模型。此外，应注意建立的模型应该符合专业知识。因此，在选择自变量时，通常将专业知识和自变量选择准则结合起来使用，以期得到较为理想、合理的模型。

10.2.1　逐步回归分析的 Python 实现

Python 的 statsmodels 库目前还没有相关功能实现逐步回归，可以通过自建函数来实现，详见代码清单 10-4。

代码清单 10-4　逐步回归筛选变量示例

```python
# 导入所需要的库
import pandas as pd
import numpy as np
import statsmodels.api as sm


# 构建逐步回归函数
def stepwise_selection(X, y,
                       list_1=[],
                       threshold_in=0.10,  # 进入的检验水准
                       threshold_out=0.05,  # 排除的检验水准
                       show=True):  # 显示进入和排除的变量
    included = list(list_1)
    while True:
        changed = False
        # 向前选择
        excluded = list(set(X.columns)-set(included))
        new_pval = pd.Series(index=excluded)
        for new_column in excluded:
            model = sm.OLS(y,
                sm.add_constant(pd.DataFrame(X[included+[new_column]]))).fit()
            new_pval[new_column] = model.pvalues[new_column]
```

```
            best_pval = new_pval.min()
            if best_pval < threshold_in:
                    best_feature = new_pval.idxmin()
                    included.append(best_feature)
                    changed = True
                    if show:
                        print(' 进入  {:20}  p-value {:.3}'.format(best_feature, best_pval))
        # 向后选择
        model = sm.OLS(y, sm.add_constant(pd.DataFrame(X[included]))).fit()
        pvalues = model.pvalues.iloc[1:]
        worst_pval = pvalues.max()
        if worst_pval > threshold_out:
            changed = True
            worst_feature = pvalues.idxmax()
            included.remove(worst_feature)
            if show:
                print(' 排除  {:20}  p-value {:.3}'.format(worst_feature, worst_pval))
        if not changed:
            break
    return included
# 调用函数
model = stepwise_selection(X, y)
print(' 筛选结果为 :')
print(model)
```

例 10-2：使用例 10-1 的数据，采用逐步回归筛选变量，构建多重线性回归模型。

第一步，导入数据，实现代码如代码清单 10-2 所示。

第二步，使用逐步回归筛选变量，在 stepwise_selection 函数（代码清单 10-4）中设定进入的检验标准 "threshold_in=0.10" 和排除的检验标准 "threshold_out=0.05"，调用函数，实现逐步回归，实现代码如代码清单 10-5 所示。注意，在调用函数前需要先运行代码清单 10-4（stepwise_selection 函数）。

代码清单 10-5　逐步回归筛选变量示例

```
# 设定因变量 y 和自变量 X
y = data['Sbp']
X = data[['Age', 'Sex', 'Edu', 'Smoke', 'Drink', 'Hight', 'Weight', 'Wc']]
```

```
# 调用逐步回归函数，注意在调用前需要先运行 stepwise_selection 函数
model = stepwise_selection(X, y)
print(' 筛选结果为 :')
print(model)
```

代码运行结果如下：

进入 Age   p-value 2.09e–10
进入 Weight   p-value 6.17e–05
进入 Hight   p-value 0.00718
筛选结果为 :

['Age', 'Weight', 'Hight']

第三步，按照逐步回归筛选出来的变量构建多重线性回归模型，详见代码清单 10-6。

代码清单 10-6　构建多重线性回归模型示例

```
model = smf.ols('Sbp ~ Age + Hight + Weight ',
            data=data).fit() # 构建模型
print(model.summary()) # 输出相关结果
```

代码运行结果如下：

OLS Regression Results

Dep. Variable:	Sbp	R-squared:		0.061
Model:	OLS	Adj. R-squared:		0.058
Method:	Least Squarcs	F-statistic:		21.88
Date:	Fri, 05 Nov 2021	Prob (F-statistic):		9.87e–14
Time:	07:53:36	Log-Likelihood:		–4269.3
No. Observations:	1021	AIC:		8547.
Df Residuals:	1017	BIC:		8566.
Df Model:	3			
Covariance Type:	nonrobust			

	coef	std err	t	P>|t|	[0.025	0.975]
Intercept	121.5973	11.789	10.314	0.000	98.464	144.731
Age	0.5048	0.072	6.995	0.000	0.363	0.646
Hight	–21.1460	7.850	–2.694	0.007	–36.550	–5.742
Weight	0.2942	0.061	4.845	0.000	0.175	0.413

Omnibus:	65.678	Durbin-Watson:	1.887
Prob(Omnibus):	0.000	Jarque-Bera (JB):	96.109
Skew:	0.522	Prob(JB):	1.35e−21
Kurtosis:	4.081	Cond. No.	2.35e+03

==

代码运行结果显示,年龄(age)、身高(hight)和体重(weight)的偏回归系数分别为0.5048、−21.146 和 0.2942。需要特别注意,按照该模型解释体重(weight)与收缩压(Sbp)的关系为体重每增加 1kg,血压升高 0.294 2mmHg,这在临床上有意义吗? 增加 0.294 2mmHg 的收缩压在临床上是无意义的。这种情况下,可以根据身高、体重计算体重指数后按肥胖分类,或将体重分为高、中、低三等分分析其与收缩压的关系(见代码清单 10-7)更有意义。若将体重(weight)三等分。

代码清单 10-7　构建多重线性回归模型示例

```
data['Weight_3'] = pd.qcut(data['Weight'], 3, labels=['high', 'middle', 'low'])
model = smf.ols('Sbp ~ Age + Hight + Weight_3',
               data=data).fit()  # 构建模型
print(model.summary())  # 输出相关结果
```

代码运行结果如下:

OLS Regression Results

==

Dep. Variable:	Sbp	R-squared:	0.052
Model:	OLS	Adj. R-squared:	0.048
Method:	Least Squares	F-statistic:	13.95
Date:	Fri, 05 Nov 2021	Prob (F-statistic):	4.43e−11
Time:	08:27:11	Log-Likelihood:	−4274.0
No. Observations:	1021	AIC:	8558.0
Df Residuals:	1016	BIC:	8583.0
Df Model:	4		
Covariance Type:	nonrobust		

==

	coef	std err	t	P>|t|	[0.025	0.975]
Intercept	127.3511	12.760	9.981	0.000	102.313	152.389
Weight_3[T.middle]	1.6066	1.260	1.275	0.203	−0.866	4.079
Weight_3[T.high]	5.4175	1.479	3.664	0.000	2.516	8.319
Age	0.4871	0.072	6.731	0.000	0.345	0.629
Hight	−13.9339	7.595	−1.835	0.067	−28.837	0.969

==

Omnibus:	60.365	Durbin-Watson:	1.890
Prob(Omnibus):	0.000	Jarque-Bera (JB):	85.413
Skew:	0.501	Prob(JB):	2.84e-19
Kurtosis:	4.001	Cond. No.	1.65e+03

==

体重的偏回归系数分别为 1.606 6（中）和 5.417 5（高），可以解释为在控制年龄和身高等混杂因素后，高等分体重相对于低等分体重收缩压升高了 5.417 5mmHg，这对临床上解释通过减轻体重来控制血压更有意义。

10.3　多重共线性和回归诊断

10.3.1　共线性诊断

各自变量 $X_1, X_2, \cdots, X_m$ 之间如果不是独立的因素变量，即彼此间有强的相关关系存在，其中某个自变量可以通过其他自变量来表达，称为存在共线性，它会增加所拟合回归方程的方差，而造成结果不稳定，甚至有时无法得出合理的结果。识别自变量间是否存在多重线性共线性的常用统计量有方差膨胀因子（variance inflation factor，VIF）、条件指数（condition index）和方差比例（variance proportion）。判断标准如下：

方差膨胀因子（VIF）：当 VIF>1 时，VIF 值越大共线性越强；VIF=1，表明不存在相关性；一般情况下，VIF>10，表明存在共线性的问题。

条件指数和方差比例：其值在 10～30 为弱相关；在 30～100 为中等相关；大于 100 表明为强相关。一般建议，大的条件指数伴随着一个变量超过 0.5 的方差比例，就可以认为该自变量有共线性问题存在。

例 10-3：在例 10-2 的基础上，使用方差膨胀因子分析各变量的共线性问题。Python 实现代码如代码清单 10-8 所示。

代码清单 10-8　共线性诊断示例

```
# 导入所需要的库
from patsy import dmatrices
from statsmodels.stats.outliers_influence import variance_inflation_factor

# 生成以因变量 Sbp, 自变量 Age、Hight、Weight 和截距项的数据框
y, X = dmatrices('Sbp~Age+Hight+Weight', data=data, return_type='dataframe')
vif = pd.DataFrame() # 生成一个空的数据库
vif["Var"] = X.columns
# 计算截距和各自变量的 vif 值
vif["VIF_value"] = [variance_inflation_factor(X.values, i) for i in range(X.shape[1])]
vif
```

代码运行结果如下：

	Var	VIF_value
0	Intercept	563.264939
1	Age	1.036452
2	Hight	1.589182
3	Weight	1.609927

代码运行结果给出了截距和各自变量的 VIF 值，自变量 age、hight 和 weight 的 VIF 值均在 1 附近，小于 10，提示共线性不严重。

10.3.2　模型诊断

多重线性回归模型的数学前提条件为因变量 Y 与自变量 X_1、X_2、$\cdots$、X_i、$\cdots$、X_m 之间具有线性关系，残差 $\varepsilon \sim N(0, \sigma^2)$ 即因变量 Y 应相互独立、服从正态分布、方差相等。如果观测情况偏离这些要求太远，该模型就不太合理。在回归分析中，若某一特殊观测点与其他大部分观测点偏离较远，就会给拟合的模型结果造成很大的破坏，因此需要进行模型诊断。常见模型诊断方法为残差分析和影响分析。

10.3.2.1　残差分析

对多重线性回归模型（10-1）中的残差 ε 可用样本因变量观测值 Y_i 与相应的估计值 $\hat{y}_i$ 之差做出估计：

$$e_i = \hat{\varepsilon}_i = y_i - \hat{y}_i \tag{10-9}$$

它是有量纲的，单位与因变量 Y 是相同的。为消除单位进行标准化转换，即用残差除以标准误所得的商称为学生化残差（Studentized Residual），简记为 r_i。在大样本时，r_i 近似标准正态分布。

10.3.2.2　影响分析

对特殊的强影响观测点，除通过绘制散点图和残差分析去寻找外，还可以通过一些统计量，如 COOK 的 D 值和 DFFIT 值的计算来判断。判断的标准为：

若 COOK 的 D 值的绝对值大于 $4/n$，该观测应作为对回归有较大影响的观测加以关注。

若 DFFIT 值的绝对值大于 $2\sqrt{(m+1)/n}$（m 为自变量个数，n 为样本例数），该观测应作为对回归有较大影响的观测加以关注。

对寻找到的对回归有较大影响的观测，不应该是简单地将其剔除，而应复查原始数据是否有误，或增大样本容量再拟合，或修改变拟合的模型，或剔除后重新拟合，要仔细分析，结合专业知识进行合理处理。若要剔除某个观测数据，应给出其被剔除的理由，并在报告中讨论所得结论的局限性及可能的例外。

绘制残差图、相关图以及计算 COOK 的 D 值、DFFIT 值等的 Python 实现如代码清单10-9 所示。

代码清单 10-9　模型诊断

```
import matplotlib.pyplot as plt # 导入 matplotlib 库

# 绘制残差图等 ,model 计算代码见代码清单 10-6
fig = plt.figure(figsize=(15,8))
fig = sm.graphics.plot_regress_exog(model,'x',fig=fig) # x 指某个自变量
plt.show()

# 计算 Cook's D 值 ,DFFIT 值
print((model.get_influence()).cooks_distance[0])
print((model.get_influence()).dffits[0])
```

11 logistic 回归

主要内容

■ 二分类 logistic 回归
■ 有序 logistic 回归
■ 无序 logistic 回归
■ 条件 logistic 回归

在医学研究中,为评估致病因素的效应,常用一些危险度指标来衡量致病因素与发病(或死亡)的联系程度或致病因素对人群发病的作用大小。通常使用队列研究(或称定群研究)与病例对照研究两种研究方法来开展调查。在队列研究中,观察人群先按暴露和非暴露或暴露程度分组,经一定时期随访后,计算各组人群的发病率,并可估计相对危险度(relative risk, RR);在病例对照研究中,通过搜集病例和对照者既往暴露情况资料,比较病例组和对照组以往的暴露经历,计算优势比(odds ratio, OR)。

测定致病因素效应常受研究因素以外的其他因素(混杂因素)干扰。为控制这种干扰,需使研究因素的效应与其他因素分开,即控制混杂因素。在调查设计中可将研究对象限制在一定范围内,或按混杂因素配对,或使用分层分析(如 Mantel-Haenszel 法)来进行混杂因素控制。但是这些经典方法有一定的局限性:①只能将因素分成 2 个或几个水平,对定量资料需先分组再进行分析,这会损失部分信息;②一般只能控制 2~3 个混杂因素的干扰,且各因素各水平的组合(每一层)中均需足够的观察人数;③只能判断因素对发病的影响是否存在,不能对危险因素的作用大小进行定量分析,难以对几个危险因素的作用大小及交互作用进行比较和分析。logistic 回归方法可以避免这些方法的不足,控制多个混杂因素,计算其效应值。

logistic 回归分析在医学研究中应用非常广泛,是分析疾病与危险因素之间联系的一种常用回归方法,可以用于流行病学研究中危险因素的筛选和相对危险度强弱的估计。logistic 回归实质是一种广义线性回归(generalized linear model),其因变量(Y)为分类变量(常见 3 种分类:两分类、有序多分类和无序多分类)。logistic 回归根据因变量的类型,可以分为两分类 logistic 回归、有序多分类 logistic 回归和无序多分类 logistic 回归;按照研究设计的类型,可以分为非条件 logistic 回归和条件 logistic 回归。

11.1 二分类 logistic 回归

二分类 logistic 回归在医学研究中最为常用。因变量"Y"为两分类,阳性结果用 1 表示,阴性结果用0表示。对因变量"Y"有影响的n个自变量（解释变量）记为$X_1, X_2, \cdots,$ X_n。在n个自变量的作用下出现阳性结果的条件概率记为$P=P(Y=1 \mid X_1, X_2, \cdots, X_n)$，则 logistic 回归模型为：

$$P = \frac{\exp(\beta_0 + \beta_1 X_1 + \beta_2 X_2 + \cdots + \beta_n X_n)}{1 + \exp(\beta_0 + \beta_1 X_1 + \beta_2 X_2 + \cdots + \beta_n X_n)}\tag{11-1}$$

其中，β_0 称为常数项或截距，$\beta_1, \beta_2, \cdots, \beta_n$ 称为 logistic 回归模型的回归系数。从公式（11-1）可以看出，logistic 回归模型是一个非线性回归模型，自变量 $X_j(j=1, 2, \cdots, n)$ 可以是连续变量，也可以是分类变量，或哑变量（dummy variable）。对自变量 X_j 任意取值，$\beta_0 + \beta_1 X_1 + \beta_2 X_2 + \cdots + \beta_n X_n$ 总落在（−）中，因此公式（11-1）的比值，即 P 的取值，总在 0~1 之间变化，这是 logistic 回归模型的合理性所在。

对公式（11-1）做 logit 转换，logistic 回归模型公式为：

$$\mathrm{logit}(P) = \ln\left(\frac{P}{1-P}\right) = \beta_0 + \beta_1 X_1 + \beta_2 X_2 + \cdots + \beta_n X_n\tag{11-2}$$

11.1.1 二分类 logistic 回归的使用条件

二分类 logistic 回归应用一般需要满足以下条件：

（1）因变量 Y 是二分类变量。

（2）有至少1个自变量；自变量可以是连续变量，也可以是分类变量。

（3）每条观测对象间相互独立。

（4）最小样本量一般要求为自变量个数的20倍，但也有研究者提出样本量应达到自变量个数的50倍。

（5）自变量之间无多重共线性。

（6）连续性自变量与因变量的 logit 转换值之间应存在线性关系。若该条件不成立，则需要考虑自变量转换问题。当自变量为分类变量时，不需要考虑此条件。

11.1.2 资料格式

在二分类 logistic 回归分析的资料中，Y 为二分类资料，自变量 X 可以是连续性变量，如 X_1，也可以是分类变量如 X_2，详见表 11-1。

表 11-1 二分类 logistic 回归资料分析格式

X_1	X_2	X_3	X_4	X_5	X_6	X_7	X_8	X_9	Y
33	1	1.805	89.2	98	1	122	82	27.37855	0
52	1	1.745	65.5	79.5	1	125	72	21.510497	1
47	1	1.77	75.4	92	1	132	78	24.067158	0
54	2	1.575	63.9	99	2	140	70	25.759637	1
48	2	1.64	58.4	82	2	132	86	21.713266	0

11.1.3 logistic 回归的 Python 实现

利用 Python 的 statsmodels 库实现 logistic 回归，详见代码清单 11-1。

代码清单 11-1　logistic 回归示例

```
import pandas as pd          # 导入 pandas 库
import numpy as np           # 导入 numpy 库
import statsmodels.api as sm
import statsmodels.formula.api as smf


# 拟合模型
model = smf.logit('y ~ x1 + x2 + ⋯ + xn', data = data).fit()
# 输出结果
print(model.summary())
```

例 11-1：某医师开展了一项横断面调查研究,在某社区调查 1 021 名居民,现场测量居民的血压、身高、体重等指标,并通过调查表收集年龄、性别等基本信息。试用 logistic 回归分析肥胖与高血压的关系。

第一步,导入拟合 logistic 回归模型所需要的库和研究所需的数据,查看数据的基本情况,详见代码清单 11-2。

代码清单 11-2　导入库和数据示例

```
import pandas as pd
import numpy as np
import statsmodels.api as sm
import statsmodels.formula.api as smf


data = pd.read_csv('../data/demo_9.1.csv') # 导入数据
# 对变量进行重命名
data.columns =['Age', 'Sex', 'High', 'Weight', 'Wc', 'Drink', 'Sbp', 'Dbp' ]
data.head() # 查看前 5 条数据
```

代码运行结果的前 5 条数据如下：

	Age	Sex	High	Weight	Wc	Drink	Sbp	Dbp
0	33	1	1.805	89.2	98.0	1	122	82
1	52	1	1.745	65.5	79.5	1	125	72
2	47	1	1.770	75.4	92.0	1	132	78
3	54	2	1.575	63.9	99.0	2	140	70
4	48	2	1.640	58.4	82.0	2	132	86

第二步,整理数据。要分析肥胖与高血压的关系,至少需要生成肥胖和高血压两个变量,见代码清单 11-3。

代码清单 11-3　数据整理示例

```
data['BMI']=data['Weight']/data['High']**2        # 计算 BMI 指数
# 将 BMI 转换为分类变量 , 以 18.5<BMI≤24 为对照
data['Obesity'] = data['BMI'].map(lambda x: 1 if x <= 18.5 else (0 if x <= 24 else 2))
data.loc[(data['Sbp']>=140)|(data['Dbp']>=90),'Hypertension']=1 # 新增高血压变量
data['Hypertension']=data['Hypertension'].fillna(0)  # 对非高血压进行赋值
```

对于新生成的数据库,可使用 data.head() 查看,结果如下:

	Age	Sex	High	Weight	Wc	Drink	Sbp	Dbp	BMI	Obesity	Hypertension
0	33	1	1.805	89.2	98.0	1	122	82	27.378550	2	0.0
1	52	1	1.745	65.5	79.5	1	125	72	21.510497	0	0.0
2	47	1	1.770	75.4	92.0	1	132	78	24.067158	2	0.0
3	54	2	1.575	63.9	99.0	2	140	70	25.759637	2	1.0
4	48	2	1.640	58.4	82.0	2	132	86	21.713266	0	0.0

第三步,单因素 logistic 回归。医学研究中进行关联分析前通常需要做单因素分析。logistic 回归单因素分析代码如代码清单 11-4 所示,其中 Obesity 定义为分类变量。在 statsmodel 中分类变量的定义方法为:变量小括号括起来,在前面加一个大写的 C 就能实现。

代码清单 11-4　单因素 logistic 回归示例

```
model = smf.logit('Hypertension ~ C(Obesity)',
                data=data).fit(disp=False) # 拟合模型
print(model.summary()) # 模型结果输出
conf = model.conf_int()
conf['OR'] = model.params
conf.columns = ['2.5%', '97.5%','OR']
print(pd.DataFrame(np.exp(conf).round(2))) # 计算 OR 值 , 并保留 2 位小数
```

代码运行结果如下:

Logit Regression Results

===

Dep. Variable:	Hypertension	No. Observations:	1021
Model:	Logit	Df Residuals:	1018

	coef	std err	z	P>|z|	[0.025	0.975]
Method:		MLE	Df Model:			2
Date:		Sun, 17 Oct 2021	Pseudo R-squ.:			0.01390
Time:		11:51:54	Log-Likelihood:			−697.57
converged:		True	LL-Null:			−707.40
Covariance Type:		nonrobust	LLR p-value:			5.378e−05

	coef	std err	z	P>|z|	[0.025	0.975]
Intercept	−0.2740	0.098	−2.801	0.005	−0.466	−0.082
C(Obesity)[T.1]	−1.1729	0.564	−2.079	0.038	−2.279	−0.067
C(Obesity)[T.2]	0.4346	0.129	3.375	0.001	0.182	0.687

	2.5%	97.5%	OR
Intercept	0.63	0.92	0.76
C(Obesity)[T.1]	0.10	0.94	0.31
C(Obesity)[T.2]	1.20	1.99	1.54

第一部分为 Summary 输出结果,解释如下:

Dep.Variable:因变量 Y 的名称,本例中是 Hypertension。

Model/Method:模型或方法,本例使用的是 logit。

Date/Time:模型生成的日期和时间。

No. Observations:样本量(即输入的数据量),本例中是 1 021 条数据。

Df Residuals:残差自由度(样本容量减去参与估计的参数个数),本例中是 1021–2–1= 1 018,式子中最后的"1"是指参数"Intercept"。

Df Model:用到的自变量 X 的个数。

Pseudo R-squ:伪 R^2 值。

Log likelihood:最大对数似然值。

LL-Null:只有截距时的最大对数似然值。

LLR p-value:对数似然比的 P 值。

coef:指自变量和常数项的系数值。

std err:系数估计的标准误差值。

Z:Z 统计量。

$P>|Z|$:统计检验中的 P 值。

若需要输出赤池信息准则(Akaike information criterion,AIC)、贝叶斯信息准则(Bayesian information criterion,BIC)可以使用 model.summary2() 语句。Summary 未直接给出 OR 值,可以通过 np.exp(conf)计算 OR 值及 95% 可信区间。

结果第二部分为 OR 值及 95% 可信区间。单因素结果显示,肥胖与高血压有关联($P \leq 0.038$),相对于正常体重"C(Obesity)[T.0]",体重偏轻"C(Obesity)[T.1]"对高血压有保护作用,其 OR(95%CI)为 0.31(0.10 ~ 0.94);肥胖组"C(Obesity)[T.1]"发生高血压的风险是正常体重组"C(Obesity)[T.0]"的 1.54 倍(1.20 ~ 1.99)。

为了能更快地完成其他变量与高血压的单因素 logistic 回归分析,可以使用 for 循环语句执行单因素 logistic 回归,见代码清单 11-5。如果变量较多,可以使用 data.columns[: -1] 代替 list。

代码清单 11-5　批量执行单因素 logistic 回归示例

```
# 利用 for 循环批量进行单因素 logistic 回归
# list 中包含的是自变量 ,C(Obesity) 将 Obesity 指定为分类变量
for x in list(['Age', 'Sex', 'Wc', 'Drink', 'C(Obesity)']):
    model = smf.logit('Hypertension ~ {var}'.format(var=x), data=data).fit(disp=False)
    print(model.summary().tables[1])
    # 计算 OR 值及 95%CI
    conf = model.conf_int()
    conf['OR'] = model.params
    conf.columns = ['2.5%', '97.5%', 'OR']
    print(pd.DataFrame(np.exp(conf).round(2)))
```

代码运行结果如下:

	coef	std err	z	P>|z|	[0.025	0.975]
Intercept	−2.3996	0.523	−4.584	0.000	−3.426	−1.374
Age	0.0422	0.009	4.533	0.000	0.024	0.060

	2.5%	97.5%	OR
Intercept	0.03	0.25	0.09
Age	1.02	1.06	1.04

	coef	std err	z	P>|z|	[0.025	0.975]
Intercept	−0.1979	0.216	−0.916	0.360	−0.621	0.225
Sex	0.0925	0.128	0.720	0.471	−0.159	0.344

	2.5%	97.5%	OR
Intercept	0.54	1.25	0.82
Sex	0.85	1.41	1.10

	coef	std err	z	P>|z|	[0.025	0.975]
Intercept	−2.4814	0.598	−4.148	0.000	−3.654	−1.309

	coef	std err	z	P>|z|	[0.025	0.975]
Wc	0.0287	0.007	4.090	0.000	0.015	0.042

	2.5%	97.5%	OR
Intercept	0.03	0.27	0.08
Wc	1.02	1.04	1.03

	coef	std err	z	P>|z|	[0.025	0.975]
Intercept	−0.0948	0.245	−0.387	0.699	−0.575	0.385
Drink	0.0268	0.138	0.194	0.846	−0.244	0.298

	2.5%	97.5%	OR
Intercept	0.56	1.47	0.91
Drink	0.78	1.35	1.03

	coef	std err	z	P>|z|	[0.025	0.975]
Intercept	−0.2740	0.098	−2.801	0.005	−0.466	−0.082
C(Obesity)[T.1]	−1.1729	0.564	−2.079	0.038	−2.279	−0.067
C(Obesity)[T.2]	0.4346	0.129	3.375	0.001	0.182	0.687

	2.5%	97.5%	OR
Intercept	0.63	0.92	0.76
C(Obesity)[T.1]	0.10	0.94	0.31
C(Obesity)[T.2]	1.20	1.99	1.54

第四步,多因素 logistic 回归分析,即多重 logistic 回归分析。将需要调整的混杂因素(自变量)加入模型,实现代码如代码清单 11-6 所示。

代码清单 11-6 多因素 logistic 回归分析示例

```
# 多因素分析 , 调整混杂因素
model = smf.logit('Hypertension ~ Age + Sex + Wc + Drink
          +C(Obesity)',data=data).fit(disp=False)
print(model.summary())
# 计算 OR 值及 95%CI
conf = model.conf_int()
conf['OR'] = model.params
conf.columns = ['2.5%', '97.5%','OR']
print(pd.DataFrame(np.exp(conf).round(2)))
```

代码运行结果如下：

Logit Regression Results

Dep. Variable:	Hypertension	No. Observations:	1021
Model:	Logit	Df Residuals:	1014
Method:	MLE	Df Model:	6
Date:	Sun，17 Oct 2021	Pseudo R-squ.:	0.03448
Time:	12:14:12	Log-Likelihood:	−683.00
converged:	True	LL-Null:	−707.40
Covariance Type:	nonrobust	LLR p-value:	8.231e−09

	coef	std err	z	P>|z|	[0.025	0.975]
Intercept	−4.5084	0.985	−4.575	0.000	−6.440	−2.577
C(Obesity)[T.1]	−1.0485	0.577	−1.816	0.069	−2.180	0.083
C(Obesity)[T.2]	0.2829	0.167	1.692	0.091	−0.045	0.611
Age	0.0455	0.009	4.815	0.000	0.027	0.064
Sex	0.1658	0.164	1.013	0.311	−0.155	0.487
Wc	0.0185	0.009	1.959	0.050	−7.09e−06	0.037
Drink	−0.0325	0.176	−0.185	0.854	−0.378	0.313

	2.5%	97.5%	OR
Intercept	0.00	0.08	0.01
C(Obesity)[T.1]	0.11	1.09	0.35
C(Obesity)[T.2]	0.96	1.84	1.33
Age	1.03	1.07	1.05
Sex	0.86	1.63	1.18
Wc	1.00	1.04	1.02
Drink	0.69	1.37	0.97

结果显示，相对于正常体重组，体重偏轻组 "C（Obesity）[T.1]" 和肥胖组 "C（Obesity）[T.2]" 的 OR 值分别为 0.35 和 1.33，P>0.05。注意，尽管 P 值提示差异无统计学意义，但是肥胖与高血压的关系还需要结合专业知识进行解释。

如果想让输出结果更美观、易用，可以使用 print 语句打印表格，如代码清单 11-7 所示。

代码清单 11-7　美化 logistic 回归输出结果示例

```
dfor = np.exp(conf)
dfor.columns = ['l','u','OR']
```

```
dfor['pvalue'] = model.pvalues
print('              \t OR 值 (95%CI) \tP 值 \n')
for i, row in dfor.iterrows():
    print("{:10}\t{:.2f}({:.2f}-{:.2f})\t{:.3f}". format(i, row['OR'], row['l'], row['u'],
    row['pvalue']))
```

代码运行结果如下：

	OR 值 (95%CI)	P 值
Intercept	0.01(0.00–0.08)	0.000
C(Obesity)[T.1]	0.35(0.11–1.09)	0.069
C(Obesity)[T.2]	1.33(0.96–1.84)	0.091
Age	1.05(1.03–1.07)	0.000
Sex	1.18(0.86–1.63)	0.311
Wc	1.02(1.00–1.04)	0.050
Drink	0.97(0.69–1.37)	0.854

11.1.4　广义线性模型

广义线性模型（generalized linear model，GLM）是一般线性模型的直接推广。广义线性模型的概念由 Nelder &. Wedderburn（1972 年）首先提出。很多模型属非线性模型，如指数曲线、logistic 回归模型等，它们通过一定变量转换，可以转化成线性模型，并满足或近似满足线性模型分析的要求。因此，可借助线性模型的优良性质、分析思路，解决或近似解决非线性模型的建模、参数估计、模型评价等一系列问题。GLM 在经典线性模型基础上进行了改良。

（1）经典线性模型要求因变量是连续性的。在广义线性模型中，因变量的分布可扩展到非连续性，如二项分布、Poisson 分布、负二项分布等。

（2）在经典线性模型中，自变量的线性预测就是因变量估计值；在广义线性模型中，因变量的函数估计值才等于自变量的线性预测值。

二分类 logistic 回归就是一种广义线性模型。其中，因变量 Y 服从二项分布，联接函数为 logit。可以通过广义线性模型来实现二分类 logistic 回归。Python 实现代码如代码清单 11-8 所示。

代码清单 11-8　广义线性模型构建示例

```
# 导入 GLM 库
from statsmodels.formula.api import glm
import statsmodels.api as sm
```

```
# 构建 GLM 模型
mod1 = glm('Hypertension ~ Age + Sex + Wc + Drink +C(Obesity)',
           data= data, family=sm.families.Binomial()).fit()
print(mod1.summary()) # 输出结果
conf = mod1.conf_int()
conf['OR'] = mod1.params
conf.columns = ['2.5%', '97.5%','OR']
print(pd.DataFrame(np.exp(conf).round(2)))
```

代码运行结果如下：

Generalized Linear Model Regression Results

Dep. Variable:	Hypertension	No. Observations:	1021
Model:	GLM	Df Residuals:	1014
Model Family:	Binomial	Df Model:	6
Link Function:	logit	Scale:	1.0000
Method:	IRLS	Log-Likelihood:	−683.00
Date:	Sun, 17 Oct 2021	Deviance:	1366.0
Time:	12:24:06	Pearson chi2:	1.02e+03
No. Iterations:	4	Pseudo R-squ. (CS):	0.04666
Covariance Type:	nonrobust		

	coef	std err	z	P>|z|	[0.025	0.975]
Intercept	−4.5084	0.985	−4.575	0.000	−6.440	−2.577
C(Obesity)[T.1]	−1.0485	0.577	−1.816	0.069	−2.180	0.083
C(Obesity)[T.2]	0.2829	0.167	1.692	0.091	−0.045	0.611
Age	0.0455	0.009	4.815	0.000	0.027	0.064
Sex	0.1658	0.164	1.013	0.311	−0.155	0.487
Wc	0.0185	0.009	1.959	0.050	−7.09e−06	0.037
Drink	−0.0325	0.176	−0.185	0.854	−0.378	0.313

	2.5%	97.5%	OR
Intercept	0.00	0.08	0.01
C(Obesity)[T.1]	0.11	1.09	0.35
C(Obesity)[T.2]	0.96	1.84	1.33
Age	1.03	1.07	1.05
Sex	0.86	1.63	1.18
Wc	1.00	1.04	1.02
Drink	0.69	1.37	0.97

从结果可以看出,使用广义线性模型实现的 logistic 回归分析结果和使用二分类 logistic 回归分析结果完全一致。

在队列研究中,使用 logistic 回归计算所得 *OR* 值估计 *RR* 值时要注意,一般在因变量 *Y* 的发生率≤10% 才可以使用 logistic 回归估算 *RR* 值。但是如果因变量 *Y* 的发生率 >10%,使用 logistic 回归估算不够准确,可以使用广义线性模型的 Log-Binomial 回归(推荐)或 Poisson 回归来估算 *RR* 值。

与 logistic 回归相比,Log-Binomial 回归的因变量 *Y* 同样服从二项分布,但是联接函数不是 logit,而是 log。Log-Binomial 回归直接以研究对象阳性事件概率预测值做结局,进行 $\log(P)$ 转换,建立线性回归模型。

$$\ln(P) = \beta_0 + \beta_1 X_1 + \beta_2 X_2 + \cdots + \beta_m X_m \qquad (11\text{-}3)$$

广义线性模型中,Log-Binomial 回归的 Python 实现代码与普通 logistic 回归的不同处在于指定的 link 不同,Log-Binomial 回归为 log,详见代码清单 11-9。

代码清单 11-9 Log-Binomial 回归示例

```python
from statsmodels.formula.api import glm
import statsmodels.api as sm

# 构建 Log-Binomial regression 模型
mod1 = glm('Hypertension ~  Age + Sex + Wc + Drink +C(Obesity)',data= data,
           family=sm.families.Binomial(sm.families.links.log())).fit()
print(mod1.summary()) # 输出结果
conf = mod1.conf_int()
conf['OR'] = mod1.params
conf.columns = ['2.5%', '97.5%','OR']
pd.DataFrame(np.exp(conf).round(2))
```

代码运行结果如下:

Generalized Linear Model Regression Results

Dep. Variable:	Hypertension	No. Observations:	1021
Model:	GLM	Df Residuals:	1014
Model Family:	Binomial	Df Model:	6
Link Function:	log	Scale:	1.0000
Method:	IRLS	Log-Likelihood:	−683.34
Date:	Sun, 17 Oct 2021	Deviance:	1366.7
Time:	13:22:04	Pearson chi2:	1.02e+03
No. Iterations:	22	Pseudo R-squ. (CS):	0.04604
Covariance Type:	nonrobust		

	coef	std err	z	P>|z|	[0.025	0.975]
Intercept	−2.9615	0.474	−6.254	0.000	−3.890	−2.033
C(Obesity)[T.1]	−0.7485	0.457	−1.638	0.101	−1.644	0.147
C(Obesity)[T.2]	0.1310	0.083	1.571	0.116	−0.032	0.294
Age	0.0227	0.005	4.482	0.000	0.013	0.033
Sex	0.0727	0.080	0.904	0.366	−0.085	0.230
Wc	0.0096	0.004	2.221	0.026	0.001	0.018
Drink	−0.0214	0.086	−0.249	0.804	−0.190	0.147

	2.5%	97.5%	OR
Intercept	0.02	0.13	0.05
C(Obesity)[T.1]	0.19	1.16	0.47
C(Obesity)[T.2]	0.97	1.34	1.14
Age	1.01	1.03	1.02
Sex	0.92	1.26	1.08
Wc	1.00	1.02	1.01
Drink	0.83	1.16	0.98

结果给出了模型的基本信息,Model Family 为二项分布(Binomial),联接函数(Link Function)为 log,各自变量的回归系数和 *OR* 值与 logistic 回归分析结果略有不同。

11.2 有序 logistic 回归

多分类 logistic 回归是二分类 logistic 回归的简单扩展,它的因变量 Y 为 2 个以上的分类变量。有序 logistic 回归的因变量为有序多分类变量,如临床上把疾病严重程度分为"轻、中、重",治疗效果分为"无效、好转、显著、治愈"等,属于有序的多分类结果。有序多分类 logistic 回归通常有 3 种模型,即累积 logit 模型(cumulative logistic model)、连续比 logit 模型(continuation-ratio logit model)和相邻类 logit 模型(adjacent-categories logit model)。本部分仅介绍累积 logit 模型。

设有序多分类因变量 Y 有 k 个等级,按从小到大的顺序,Y 的取值为 $1, 2, \cdots, k$,则有序 logistic 回归模型定义为:

$$\ln\left(\frac{P(Y \leqslant k \mid X)}{1 - P(Y \leqslant k \mid X)}\right) = \ln\left(\frac{P(Y \leqslant k \mid X)}{1 - P(Y \leqslant k \mid X)}\right) = \beta_{0k} + \sum_{i=1}^{m} \beta_i X_i \qquad (11\text{-}4)$$

其中,X 表示 $X_1, X_2, \cdots, X_m$ m 个自变量,$P(Y=k \mid X)$ 为累积概率,且有 $\sum_{k=1}^{k} P(Y=k \mid X) = 1$。

假设有序因变量 Y 表示治疗效果(无效、有效、显著、治愈)。将治疗效果 4 个等级按序分成两类时,有 3 种方法:{无效}{有效、显著、治愈};{无效、有效}{显著、治愈};{无效、有效、显著}{治愈}。将每种分法拟合成普通二分类 logistic 回归,每个二分类 logistic 回归的自变量

X_m 对应一个 m，要求 3 种分法的 m 相等，即 $m_1=m_2=m_3$，这是有序多分类 logistic 回归模型拟合的条件。事实上，在分别拟合上述 3 个普通的二分类的 logistic 回归模型时，若限制的回归系数等于累积 logit 模型的系数，则所得各常数项分别与累积优势模型常数项之值相等。

但是，累积 logit 模型对这一条件并不敏感，即当条件不成立时，参数的估计仍然较稳定。在实际应用中，没有必要考虑这一假设是否成立，它所适应的范围是非常广泛的。由于这一模型较为稳健，实际划分因变量等级时，可根据专业需要进行适当细分。

11.2.1 资料格式

与两分类 logistic 回归不同，多分类 logistic 回归资料的因变量 Y 为多分类变量数据。有序 logistic 回归因变量 Y 为有序多分类变量，即 Y 有 k 个层级。自变量 X 可以是连续性变量，如 X_1，也可以是分类变量如 X_2。多分类有序 logistic 回归资料格式见表 11-2。

表 11-2 多分类有序 logistic 回归资料格式

X_1	X_2	X_3	X_4	X_5	X_6	X_7	X_8	X_9	Y
33	1	1.805	89.2	98	1	122	82	27.37855	0
52	1	1.745	65.5	79.5	1	125	72	21.510497	1
58	1	1.77	75.4	92	1	132	78	27.067158	2
54	2	1.575	63.9	99	2	140	70	25.759637	1
48	2	1.64	58.4	82	2	132	86	21.713266	0

11.2.2 有序多分类 logistic 回归的 Python 实现

利用 Python 的 statsmodels 库实现有序 Logistic 回归，实现代码如代码清单 11-10 所示。

代码清单 11-10 有序多分类 logistic 回归

```
# 导入库
import pandas as pd
import numpy as np
from statsmodels.miscmodels.ordinal_model import OrderedModel

# 拟合有序 logistic 回归模型
model = OrderedModel(Y, X, distr='logit').fit(disp=False)
print(model.summary()) # 输出结果
```

例 11-2：根据例 11-1 资料，研究者将收缩压变量三等分，将其转换为有序多分类变量，进一步研究 BMI 与收缩压的关系。试用有序 logistic 回归分析 BMI 与收缩压的关系。

导入库和数据（详见代码清单 11-2），并在此基础上整理数据。将收缩压和 BMI 转化为分类变量（三等分），Python 实现代码如代码清单 11-11 所示。

代码清单 11-11　数据整理示例

```
data['SBP_3'] = pd.qcut(data['Sbp'],3,labels=[0,1,2])
data['BMI'] = data['Weight']/data['High']**2
data['BMI_3'] = pd.qcut(data['BMI'],3,labels=[0,1,2])
```

使用 data.tail() 查看最后 5 行数据,代码运行结果如下:

	Age	Sex	Hight	Weight	Wc	Drink	Sbp	Dbp	SBP_3	BMI	BMI_3
1016	47	2	1.605	72.8	95.0	1	150	99	2	28.260595	2
1017	48	2	1.680	72.5	92.0	2	130	100	1	25.687358	1
1018	41	1	1.700	96.0	105.0	1	134	95	1	33.217993	2
1019	48	1	1.595	77.2	92.0	2	140	100	1	30.345614	2
1020	58	1	1.675	84.7	103.0	2	140	95	1	30.189352	2

可以使用 data['SBP_3'].dtype 查看 SBP_3 的数据类型,输出结果为:
CategoricalDtype(categories=[0, 1, 2], ordered=True)。

BMI 根据研究可以按照有序多分类变量处理,也可以按照无序多分类变量处理。本例按无序多分类变量处理,需要设置哑变量(dummy variable)。哑变量又称虚拟变量或名义变量,是人为虚设的变量,通常取值为 0 或 1,反映某个变量的不同属性。对于有 n 个分类属性的自变量,通常需要选取 1 个分类作为参照,因此可以生成 $n-1$ 个哑变量。Python 实现代码如代码清单 11-12 所示。

代码清单 11-12　生成哑变量示例

```
bmi_dummies = pd.get_dummies(data['BMI_3'],prefix='BMI')
bmi_dummies.drop(['BMI_0'],axis=1,inplace=True) # 以 BMI_0 为参照
data = data.join(bmi_dummies)
```

用 data.head() 查看最终的数据库,代码运行结果如下:

	Age	Sex	Hight	Weight	Wc	Drink	Sbp	Dbp	SBP_3	BMI	BMI_3	BMI_1	BMI_2
0	33	1	1.805	89.2	98.0	1	122	82	0	27.378550	2	0	1
1	52	1	1.745	65.5	79.5	1	125	72	0	21.510497	0	0	0
2	47	1	1.770	75.4	92.0	1	132	78	1	24.067158	1	1	0
3	54	2	1.575	63.9	99.0	2	140	70	1	25.759637	1	1	0
4	48	2	1.640	58.4	82.0	2	132	86	1	21.713266	0	0	0

结果中, BMI_1 和 BMI_2 是生成的哑变量。

最后拟合有序 logistic 回归模型,单因素和多因素分析流程可参考前面介绍的 logistic 回归分析流程。有序多分类 logistic 回归模型在 statsmodels 中是按照另一种方式建模的,即先定义好因变量 Y 和自变量 X,再将 Y 和 X 加入模型。这里 BMI 按分类变量建模,以第一等分为参照。实现代码如代码清单 11-13 所示。

代码清单 11-13 有序多分类 logistic 回归示例

```
# 定义好因变量和自变量
y = data['SBP_3']
x = data[['Age','Sex', 'Drink','BMI_1','BMI_2']]

# 拟合模型
model = OrderedModel(y,x,distr='logit').fit(disp=False)
print(model.summary())
```

代码运行结果如下:

OrderedModel Results

Dep. Variable:	SBP_3	Log-Likelihood:	−1096.2
Model:	OrderedModel	AIC:	2206.
Method:	Maximum Likelihood	BIC:	2241.
Date:	Thu, 21 Oct 2021		
Time:	07:30:58		
No. Observations:	1021		
Df Residuals:	1014		
Df Model:	7		

	coef	std err	z	P>|z|	[0.025	0.975]
Age	0.0559	0.009	6.395	0.000	0.039	0.073
Sex	0.1523	0.147	1.034	0.301	−0.136	0.441
Drink	−0.2492	0.159	−1.567	0.117	−0.561	0.062
BMI_1	−0.0564	0.143	−0.394	0.694	−0.337	0.224
BMI_2	0.1149	0.143	0.802	0.422	−0.166	0.396
0/1	2.3388	0.546	4.284	0.000	1.269	3.409
1/2	0.3892	0.048	8.150	0.000	0.296	0.483

===

	2.5%	97.5%	OR
Age	1.04	1.08	1.06
Sex	0.87	1.55	1.16
Drink	0.57	1.06	0.78
BMI_1	0.71	1.25	0.95
BMI_2	0.85	1.49	1.12
0/1	3.56	30.23	10.37
1/2	1.34	1.62	1.48

结果给出了模型的 AIC、BIC 等基本参数，age、sex、drink、BMI_1、BMI_2 的回归系数、标准误、Z 值、P 值、回归系数 $95\%CI$、OR 值及其 $95\%CI$。结果可以解释为：在调整年龄、性别和饮酒等因素后，BMI 第二等分相对于第一等分的 $OR(95\%CI)$ 为 0.95（0.71 ~ 1.25），第三等分相对于第一等分的 $OR(95\%CI)$ 为 1.12（0.85 ~ 1.49）。0/1 和 0/2 项的回归系数可以理解为 2 个二分类模型的常数项，一般不用解释。该模型中如果去掉 age 变量，那么 BMI 与收缩压（Sbp）的关联是有统计学意义的。在控制 age 后，BMI 与 SBP 的关联无统计学意义了，且 OR 值也变小了，这说明 BMI 与收缩压的关系受 age 这个混杂因素影响较大。在分析时注意控制重要的混杂因素，才能找到研究因素与疾病更真实的关系和影响效应。

11.3 无序多分类 logistic 回归

在医学研究中，经常会遇到结果变量是无序多分类的，如同一种疾病的不同亚型，病例对照研究中的一个对照组、两个或多个病例组，或一个病例组、两个或多个不同类型对照组（如医院对照和社区人群对照）等。因变量 Y 为多分类无序变量，若使用多个二分类 logistic 回归模型处理，进行两两比较，可能会增加犯 1 型错误的概率，将本无差别的结果判断为有差别，所以应采用多项 logistic 模型（multinomial logit model）解决这类问题。

设无序因变量 Y 有 k 类，Y 的取值为 $1, 2, \cdots, k$，多项 logit 模型定义为：

$$logit(P_k) = \ln\left(\frac{P(Y=k \mid X)}{P(Y=K \mid X)}\right) = \alpha_k + \sum_{i=1}^{m} \beta_{ki}X_i \quad (k=1, 2, \cdots, K) \tag{11-5}$$

第 k 个类别被作为参照类，X 为自变量，包括 $X_1, X_2, \cdots, X_m$，有 m 个自变量，且有 $\sum_{k=1}^{k} P(Y=k \mid X)=1$。多项 logit 模型有 $k-1$ 个 logit 公式、$k-1$ 个截距、$k-1$ 套回归系数。

如果因变量 Y 有 1、2、3 三类取值。两个 logit 模型应为：

$$logit(P_1) = \ln\left(\frac{P(Y=1 \mid X)}{P(Y=3 \mid X)}\right) = \alpha_1 + \sum_{i=1}^{m} \beta_{1i}X_i \tag{11-6}$$

$$logit(P_2) = \ln\left(\frac{P(Y=2 \mid X)}{P(Y=3 \mid X)}\right) = \alpha_2 + \sum_{i=1}^{m} \beta_{2i}X_i \tag{11-7}$$

对有 k 个类别的因变量，归入因变量中第 k 类的概率计算公式：

$$P(Y=k \mid X) = \frac{\exp\left(\alpha_k + \sum_{i=1}^{m} \beta_{ki}X_i\right)}{1 + \sum_{k=1}^{k-1} \exp\left(\alpha_k + \sum_{i=1}^{m} \beta_{ki}X_i\right)} \tag{11-8}$$

11.3.1 资料格式

无序多分类 logistic 回归资料格式与有序多分类 logistic 回归资料格式相同,参见表 11-2;Y 为无序多分类数据,自变量 X 可以是连续性变量(如 X_1),也可以是分类变量(如 X_2)。

11.3.2 多分类无序 logistic 回归的 Python 实现

利用 Python 的 statsmodels 库实现无序多分类 logistic 回归,详见代码清单 11-14。

代码清单 11-14 无序多分类 logistic 回归

```python
# 导入库
import pandas as pd
import numpy as np
import statsmodels.formula.api as smf

# 模型拟合
model = smf.mnlogit('y ~ x1 + x2 + ⋯ + xn ',data = data).fit()
print(model.summary()) # 结果输出
```

例 11-3:根据例 11-1 资料,研究者将血压分为理想血压、高血压前期和高血压 3 个类别,进一步研究肥胖与血压的关系。试用无序多分类 logistic 回归分析 BMI 与血压的关系。

导入库和数据详见代码清单 11-2,在代码清单 11-3 基础上整理数据。根据收缩压和舒张压生成高血压前期变量,将血压分为理想血压、高血压前期和高血压 3 个类别,Python 实现代码如代码清单 11-15 所示。

代码清单 11-15 整理数据示例

```python
# 构建函数
def hpyten(data):
    if (data['Sbp']>=140)|(data['Dbp']>=90):
        return 2
    elif (data['Sbp']<120)&(data['Dbp']<80):
        return 0
    else:
        return 1
data['Prehpt']=data.apply(hpyten,axis=1) # 调用函数,生成高血压前期变量
```

新生成的数据库,使用 data.head() 查看,结果如下:

	Age	Sex	High	Weight	Wc	Drink	Sbp	Dbp	BMI	Obesity	Hypertension	Prehpt
0	33	1	1.805	89.2	98.0	1	122	82	27.378550	2	0.0	1
1	52	1	1.745	65.5	79.5	1	125	72	21.510497	0	0.0	1
2	47	1	1.770	75.4	92.0	1	132	78	24.067158	2	0.0	1
3	54	2	1.575	63.9	99.0	2	140	70	25.759637	2	1.0	2
4	48	2	1.640	58.4	82.0	2	132	86	21.713266	0	0.0	1

数据准备好后,就可以开始拟合无序多分类 logistic 回归模型了,Python 实现代码如代码清单 11-16 所示。

代码清单 11-16 无序多分类 logistic 回归分析示例

```
# 导入库
import statsmodels.formula.api as smf

# 拟合无序多分类 logistic 回归模型
model = smf.mnlogit('Prehpt ~ Age + Sex + Drink + C(Obesity)',
                    data=data).fit(disp=False)
print(model.summary())  # 输出结果
# 计算 OR 及 95%CI
print('='*15+' 计算 OR 值 '+'='*15)
print(np.exp(model.params).round(2).rename(columns=
                    {0:'Prehpt=1', 1 : 'Prehpt=2'}))
print('='*10+' 计算 OR 值的 95%CI'+'='*10)
print(np.exp(model.conf_int()).round(2).rename(columns={'lower':'2.5%', 'upper' : '97.5%'}))
```

代码运行结果如下:

MNLogit Regression Results

```
===============================================================================
Dep. Variable:              Prehpt    No. Observations:              1021
Model:                      MNLogit   Df Residuals:                  1009
Method:                     MLE       Df Model:                      10
Date:              Thu, 30 Dec 2021   Pseudo R-squ.:                 0.03396
Time:                     09:18:30    Log-Likelihood:                -910.76
converged:                  True      LL-Null:                       -942.77
Covariance Type:            nonrobust LLR p-value:                   6.213e-10
```

Prehpt=1	coef	std err	z	P>|z|	[0.025	0.975]
Intercept	−0.5801	0.971	−0.597	0.550	−2.483	1.323
C(Obesity)[T.1]	0.2036	0.665	0.306	0.759	−1.099	1.506
C(Obesity)[T.2]	0.5978	0.247	2.416	0.016	0.113	1.083
Age	0.0397	0.016	2.551	0.011	0.009	0.070
Sex	−0.8131	0.324	−2.510	0.012	−1.448	−0.178
Drink	0.6439	0.330	1.954	0.051	−0.002	1.290

Prehpt=2	coef	std err	z	P>|z|	[0.025	0.975]
Intercept	−2.9779	0.998	−2.984	0.003	−4.934	−1.022
C(Obesity)[T.1]	−1.0779	0.791	−1.363	0.173	−2.628	0.472
C(Obesity)[T.2]	0.9895	0.247	4.004	0.000	0.505	1.474
Age	0.0782	0.016	4.886	0.000	0.047	0.110
Sex	−0.5464	0.326	−1.678	0.093	−1.185	0.092
Drink	0.4981	0.331	1.506	0.132	−0.150	1.146

结果给出了模型的基本参数，"高血压前期=1"和"高血压前期=2"（以因变量"高血压前期"等于 0 为参照）的各项回归系数、标准误、统计量 Z 值和 P 值，以及回归系数的 95% 可信区间。

=============== 计算 OR 值 ===============

	Prehpt=1	Prehpt=2
Intercept	0.56	0.05
C(Obesity)[T.1]	1.23	0.34
C(Obesity)[T.2]	1.82	2.69
Age	1.04	1.08
Sex	0.44	0.58
Drink	1.90	1.65

========== 计算 OR 值的 95%CI ==========

		2.5%	97.5%
Prehpt			
1	Intercept	0.08	3.75
	C(Obesity)[T.1]	0.33	4.51
	C(Obesity)[T.2]	1.12	2.95
	Age	1.01	1.07
	Sex	0.24	0.84
	Drink	1.00	3.63

2	Intercept	0.01	0.36
	C(Obesity)[T.1]	0.07	1.60
	C(Obesity)[T.2]	1.66	4.37
	Age	1.05	1.12
	Sex	0.31	1.10
	Drink	0.86	3.15

这部分结果是根据回归系数计算出的 OR 值及 95% 可信区间。结果显示,在控制年龄、性别、饮酒后,肥胖与高血压前期有关联,C(Obesity)[T.1]相对于肥胖 C(Obesity)[T.0]的 OR(95%CI)为 1.23(0.33~4.51),C(Obesity)[T.2]相对于 C(Obesity)[T.0]的 OR(95%CI)为 1.82(1.12~2.95);在控制年龄、性别、饮酒后,肥胖与高血压有关联,C(Obesity)[T.1]相对于 C(Obesity)[T.0]的 OR(95%CI)为 0.34(0.07~1.60),C(Obesity)[T.2]相对于 C(Obesity)[T.0]的 OR(95%CI)为 2.69(1.66~4.37)。因此可以得出结论:肥胖是高血压前期和高血压的危险因素。

11.4　条件 logistic 回归

在医学研究中,一般采用两种方法来控制潜在的混杂因素:一是在研究设计时加以控制,二是在统计分析时对其进行调整。设计阶段控制混杂因素的常用方法就是配对或配比(match)设计。即对每一个符合入组条件的病例,按配对因素寻找一个或数个非病例作为对照,比较病例和对照各自以往暴露情况,进行分析。资料分析过程中常把这种事先配成的对子看成一个整体进行。

配对的作用是使病例和对照在所控制的配对因素上达到均衡,从而提高优势比的估计精度。配对的因素即混杂因素,同一配对组的病例和对照具有相同混杂因素水平,因此在对其他因素进行分析时,不考虑该因素的影响。与非配对的资料相比较,适当的配对可使优势比的估计方差缩小至少 10%~15%,且配对因素的混杂作用越强,配对所取得的统计学效能就越高。但是不恰当的配对反而使方差扩大,适得其反。所以,一般通过专业知识了解疾病的混杂因素后,才能选择合适的配对因素,才可能使配对取得良好的效果。由于研究对象是经过匹配的,在分析这类资料时,通常选用条件 logistic 回归。

设 1:1 病例对照研究共有 H 个配对,以 h 表示其配对编号,$h=1, 2, \cdots, h$,自变量有 m 个,分别记为 X_{h1i}, X_{h0i}($i=1, 2, \cdots, m$),则 1:1 配对病例对照研究的条件似然函数为:

$$L = \prod_{h=1}^{H} \frac{\exp\left(\sum_{i=1}^{m} \beta_i(X_{h1i} - X_{h0i})\right)}{1 + \exp\left(\sum_{i=1}^{m} \beta_i(X_{h1i} - X_{h0i})\right)} \tag{11-9}$$

与非条件似然函数相比,由于构建条件似然函数时 h 已被消除,模型中没有截距,自变量为病例和对照相应自变量的差值。

11.4.1　资料格式

相对于两分类 logistic 回归,条件 logistic 回归的资料格式多了一个配对——唯一编码(Identity document, ID),如 1:1 配对病例对照资料中,同一 ID 下有两个观察记录,详见表 11-3。

表 11-3　条件 logistic 回归资料分析格式

ID	Y	X_1	X_2	X_3	X_4	X_5
1	1	62	1	1	0	1
1	0	79	1	0	1	1
2	1	71	1	1	0	1
2	0	72	1	0	0	0
3	1	83	1	0	1	1

11.4.2　条件 logistic 回归的 Python 实现

利用 Python 的 statsmodels 库实现条件 logistic 回归,采用 statsmodels 的另一种方式构建模型,详见代码清单 11-17。

代码清单 11-17　条件 logistic 回归示例

```
# 导入库
import pandas as pd
import numpy as np
from statsmodels.discrete.conditional_models import ConditionalLogit


# 构建模型
model = ConditionalLogit(y, x, groups=g).fit()
print(model.summary())          # 输出结果
```

例 11-4:为研究吸烟与慢性阻塞性肺疾病(chronic obstructive pulmonary disease, COPD)发病间的关系,研究人员设计了 1 : 1 配对病例对照研究。病例与对照按年龄相近、生活社区相同进行配对,调查了吸烟、饮酒和高血压等因素。试用条件 logistic 回归分析吸烟与 COPD 的关系。

第一步,导入拟合条件 logistic 回归所需要的库和数据,查看数据的基本情况,见代码清单 11-18。

代码清单 11-18　导入库和数据示例

```
# 导入库
import pandas as pd
import numpy as np
from statsmodels.discrete.conditional_models import ConditionalLogit


data = pd.read_csv('../data/demo_9.2.csv', encoding='gbk')
data.head()
```

代码运行结果如下：

	ID	COPD	Age	Smoke	Diabetes	Hypertension	Drink
0	1	1	62	1	1	0	1
1	2	1	79	1	0	1	1
2	3	1	71	1	1	0	1
3	4	1	72	1	0	0	0
4	5	1	83	1	0	1	1

第二步，拟合条件 logistic 回归模型，Python 实现代码如代码清单 11-19 所示。

代码清单 11-19　条件 logistic 回归示例

```
y = data['COPD']                        # 指定因变量
x = data[['Age','Smoke','Diabetes','Hypertension','Drink']] # 指定自变量
g = data['ID'] # 指定分组变量

model = ConditionalLogit(y,x,groups=g).fit() # 拟合条件 logistic 回归模型
print(model.summary()) # 输出模型结果
# 计算 OR 值及 95%CI
conf = model.conf_int()
conf['OR'] = model.params
conf.columns = ['2.5%', '97.5%','OR']
print(pd.DataFrame(np.exp(conf).round(2)))
```

代码运行结果如下：

Conditional Logit Model Regression Results

```
==========================================================================
Dep. Variable:              COPD      No. Observations:              120
Model:           ConditionalLogit      No. groups:                     60
Log-Likelihood:          -26.031      Min group size:                  2
Method:                     BFGS      Max group size:                  2
Date:           Thu, 21 Oct 2021      Mean group size:               2.0
Time:                   21:06:49
==========================================================================
              coef      std err        z       P>|z|     [0.025     0.975]
--------------------------------------------------------------------------
Age        -0.1509       0.335     -0.450      0.652     -0.808     0.506
Smoke       2.2166       0.638      3.476      0.001      0.967     3.466
```

Diabetes	1.2049	0.809	1.490	0.136	−0.381	2.790
Hypertension	0.6088	0.544	1.118	0.263	−0.458	1.676
Drink	−1.2693	0.685	−1.853	0.064	−2.612	0.073

==

	2.5%	97.5%	OR
Age	0.45	1.66	0.86
Smoke	2.63	32.02	9.18
Diabetes	0.68	16.29	3.34
Hypertension	0.63	5.34	1.84
Drink	0.07	1.08	0.28

代码运行结果的第一部分给出了模型的基本参数,各项回归系数、标准误、统计量 Z 值和 P 值,以及回归系数的 95% 可信区间;第二部分给出了年龄、吸烟、糖尿病、高血压、饮酒的 OR 值和 95%CI。该结果可以解释为在调整年龄、糖尿病、高血压和饮酒等因素后,吸烟与 COPD 有关联,其 OR 值及 95%CI 为 9.18(2.63 ~ 32.02)。

12 Poisson 回归

主要内容

- Poisson 回归建模
- Poisson 回归 statsmodels 建模
- Poisson 回归 GLM 建模

Poisson 回归(Poisson regression)常用于单位时间、单位面积、单位空间内某事件发生数的影响因素分析。它实质上也是一种广义线性模型,因变量(Y)服从 Poisson 分布,是二项分布的一个特例,用于描述一个小概率事件在单位时间内发生的次数。在医学研究中,Poisson 回归可以用于以人群为基础的稀有疾病、卫生事件资料的分析等。

设因变量 Y 服从参数为 λ 的 Poisson 分布,自变量为 $X_1, X_2, \cdots, X_m$,对 Y 取对数,则 Poisson 回归模型为:

$$\log(\lambda) = \beta_0 + \beta_1 X_1 + \beta_2 X_2 + \cdots + \beta_m X_m \tag{12-1}$$

Poisson 回归模型可以分为 Poisson 乘法模型和 Poisson 加法模型。

Poisson 乘法模型是指模型中各自变量对事件数的影响为指数相乘的模型,也称为可乘效应的 Poisson 回归模型。回归系数可以解释为:其他自变量不变(不管取值是多少),自变量 X_i 改变 1 个单位时,平均事件数的对数值改变量。

Poisson 加法模型是指模型中各自变量对事件数的影响叠加的模型。回归系数可以解释为:其他自变量不变(不管取值是多少),自变量 X_i 改变 1 个单位时,平均事件数的改变量。Poisson 加法模型对事件发生数的影响是简单线性叠加,这不太符合影响因素对疾病的影响规律,因此 Poisson 回归一般采用的是 Poisson 乘法模型。

12.1 Poisson 回归的应用条件

(1)线性:因变量 Y 的对数与自变量 X 呈线性关系。

(2)独立性:各观测对象之间相互独立。

(3)方差等于均值:各自变量水平上因变量的方差与均值相等。

12.2　资料格式

Poisson 回归常用于单位时间或单位空间内某稀有事件发生数的影响因素分析。其因变量 Y 服从 Poisson 分布,是事件数资料(count data),其特征就是发生量能够一个一个地清点,计数为整数,无小数点。自变量 X 可以是连续性变量(如 X_1),也可以是分类变量(如 X_2)(表 12-1)。

表 12-1　Poisson 回归资料分析格式

Y	X_1	X_2	X_3	X_4	X_5
5	64	1	1	2.1	0
8	81	1	0	2.8	1
12	73	0	1	1.2	1
6	74	0	0	3.1	0
15	85	1	0	1.7	1

利用 Python 的 statsmodels 库实现 Poisson 回归,详见代码清单 12-1。

代码清单 12-1　Poisson 回归

```
# 导入库
import pandas as pd
import numpy as np
import statsmodels.formula.api as smf

# 拟合 poisson 回归模型
model = smf.poisson('y ~ x1 + x2 + ⋯ + xn').fit()
model.summary()# 输出结果
```

例 12-1:某综合性医院为研究幽门螺杆菌及不同胃黏膜病变对胃癌的影响,随机抽取 3 177 名居民,检测其幽门螺杆菌感染状况以及胃黏膜病变情况,并对胃癌发病情况进行随访。随访 5 年,共发现 58 例胃癌。试用 Poisson 回归分析幽门螺杆菌、基础胃黏膜病变对胃癌发生的影响。

第一步,导入拟合 Poisson 回归所需要的库和数据,查看数据的基本情况,见代码清单 12-2。

代码清单 12-2　导入库和数据示例

```
# 导入库
import pandas as pd
import numpy as np
import statsmodels.formula.api as smf
import statsmodels.api as sm

# 读取数据
data = pd.read_csv('../data/poisson_demo.csv')
data.head()  # 查看前 5 条数据
```

代码运行结果如下：

	Hp	Lesions	Ncase	Pop
0	0	1	1	956
1	0	2	6	213
2	0	3	5	96
3	1	1	6	1019
4	1	2	19	602

结果中，Hp 为幽门螺杆菌感染状况，0 是未感染，1 是感染；Lesions 为胃黏膜病变，分为 1、2、3 种，分别代表 Sg/Cag、Im 和 Dys；Ncase 为胃癌病例数，Pop 为检测人数。

第二步，拟合 Poisson 回归模型。医学研究中，一般先做单因素分析，了解每个因素与因变量的关系；再做多因素分析，控制混杂因素。自变量"Lesions"按分类变量处理，模型中只需要使用大写字母"C"加小括号就能实现。单因素 Poisson 回归与多因素 Poisson 回归建模的区别在于模型中自变量的个数：单因素 Poisson 回归需要对每个自变量单独建模。Python 实现代码如代码清单 12-3 所示。

代码清单 12-3　单因素 Poisson 回归

```
# 构建单因素 Poisson 回归模型
varx = ['Hp', 'C(Lesions)']
for x in varx:
    model = smf.poisson('Ncase ~ {var}'.format(var=x), offset=np.log(
                        data['Pop']), data=data).fit(disp=False)  # 构建模型
    results = model.summary()
    print(results.tables[1])
    conf = model.conf_int()
    conf['OR'] = model.params
    conf.columns = ['2.5%', '97.5%', 'OR']
    print(pd.DataFrame(np.exp(conf).round(2)))      # 计算 OR 值，并保留 2 位小数
```

代码运行结果如下：

	coef	std err	z	P>|z|	[0.025	0.975]
Intercept	−4.6579	0.289	−16.136	0.000	−5.224	−4.092
Hp	0.9307	0.324	2.871	0.004	0.295	1.566

	2.5%	97.5%	OR
Intercept	0.01	0.02	0.01
Hp	1.34	4.79	2.54

	coef	std err	z	P>|z|	[0.025	0.975]
Intercept	−5.6424	0.378	−14.928	0.000	−6.383	−4.902
C(Lesions)[T.2]	2.1581	0.428	5.047	0.000	1.320	2.996
C(Lesions)[T.3]	2.9421	0.426	6.909	0.000	2.108	3.777

	2.5%	97.5%	OR
Intercept	0.00	0.01	0.00
C(Lesions)[T.2]	3.74	20.01	8.65
C(Lesions)[T.3]	8.23	43.67	18.96

在拟合模型时，因变量仅指定了胃癌发生数（Ncase），不能很好地反映胃癌发生情况，因此模型中增加了"offset=np.log(data['Pop'])"语句，它起到分母的作用；由于指定的联接函数为对数形，因此需要对 data['Pop'] 变量进行对数转换。

使用 for 循环输出每个单因素 Poisson 回归模型的结果。本例中未显示模型的基本信息，如果要查看，可以直接使用"print(model.summary())"语句，输出所有 summary 内容。结果显示了每个回归模型自变量的回归系数、标准误、统计量 Z 值和 P 值，以及计算出来的 RR 值和 95%CI。单因素结果显示，幽门螺杆菌（helicobacter pylori，Hp）和胃黏膜病变（Lesions）均与胃癌有关联（P<0.05），幽门螺杆菌感染的 OR（95%CI）为 2.54（1.34~4.79）；相对于 Sg/Cag 病变，Im 的 OR 值（95%CI）为 8.65（3.74~20.01），Dys 的 OR 值（95%CI）为 18.96（8.23~43.67）。

第三步，拟合多因素 Poisson 回归。拟合多因素 Poisson 回归模型时，一般根据单因素分析结果和专业知识将混杂因素加入模型。本例中，单因素分析结果显示幽门螺杆菌感染和胃黏膜病变的关联均有统计学意义，因此将 2 个变量同时加入模型，做多因素 Poisson 回归分析，实现代码如代码清单 12-4 所示。

代码清单 12-4 多因素 Poisson 回归分析示例

```
# 多因素 Poisson 回归
model = smf.poisson('Ncase ~ Hp + C(Lesions)',
                    offset=np.log(data['Pop']), data=data).fit(disp=False)
print(model.summary())
# 计算 OR 值及 95%CI
conf = model.conf_int()
conf['OR'] = model.params
conf.columns = ['2.5%', '97.5%', 'OR']
print(pd.DataFrame(np.exp(conf).round(2)))   # 计算 OR 值,并保留 2 位小数
```

代码运行结果如下:

Poisson Regression Results

Dep. Variable:	Ncase	No. Observations:	6
Model:	Poisson	Df Residuals:	2
Method:	MLE	Df Model:	3
Date:	Sat, 23 Oct 2021	Pseudo R-squ.:	0.7447
Time:	23:24:52	Log-Likelihood:	−12.433
converged:	True	LL-Null:	−48.698
Covariance Type:	nonrobust	LLR p-value:	1.225e−15

	coef	std err	z	P>|z|	[0.025	0.975]
Intercept	−5.8820	0.429	−13.706	0.000	−6.723	−5.041
C(Lesions)[T.2]	2.0701	0.432	4.789	0.000	1.223	2.917
C(Lesions)[T.3]	2.8491	0.431	6.610	0.000	2.004	3.694
Hp	0.4218	0.328	1.285	0.199	−0.222	1.065

	2.5%	97.5%	OR
Intercept	0.00	0.01	0.00
C(Lesions)[T.2]	3.40	18.49	7.93
C(Lesions)[T.3]	7.42	40.20	17.27
Hp	0.80	2.90	1.52

代码运行结果第一部分为模型的各项参数(如果要计算 AIC 和 BIC 值,可以使用 "model. summary2()" 语句)以及常数项、Hp、Lesions 的回归系数、标准误、Z 值、P 值和回归系统的 95% 可信区间。第二部分计算了上述变量的 OR 值和 95% 可信区间。多因素 Poisson 回归模

型显示,幽门螺杆菌与胃癌发生无关联($P=0.199$),胃黏膜病变与胃癌发生有关联。相对于 Sg/Cag 病变, Im 的 $OR(95\%CI)$ 为 7.93(3.40~18.49), Dys 的 $OR(95\%CI)$ 为 17.27(7.42~40.20)。

12.3 利用广义线性模型实现 Poisson 回归

Poisson 回归是一种广义线性模型,也可以通过广义线性模型来实现。在广义线性模型中,将 family 指定为 Poisson,将 link 指定为 log 来拟合 Piosson 回归。Python 实现代码如代码清单 12-5 所示。

代码清单 12-5 广义线性模型示例

```
# 拟合 GLM 模型
model = smf.glm('Ncase ~ Hp + C(Lesions)',offset=np.log(data['Pop']),
                family=sm.families.Poisson(), data=data).fit()
print(model.summary())
conf = model.conf_int()
conf['OR'] = model.params
conf.columns = ['2.5%', '97.5%', 'OR']
print(pd.DataFrame(np.exp(conf).round(2)))      # 计算 OR 值,并保留 2 位小数
```

代码运行结果如下:

Generalized Linear Model Regression Results

Dep. Variable:	Ncase	No. Observations:	6
Model:	GLM	Df Residuals:	2
Model Family:	Poisson	Df Model:	3
Link Function:	log	Scale:	1.0000
Method:	IRLS	Log-Likelihood:	−12.433
Date:	Sun, 24 Oct 2021	Deviance:	2.3888
Time:	08:50:26	Pearson chi2:	2.16
No. Iterations:	5	Pseudo R-squ. (CS):	1.000
Covariance Type:	nonrobust		

	coef	std err	z	P>|z|	[0.025	0.975]
Intercept	−5.8820	0.429	−13.706	0.000	−6.723	−5.041
C(Lesions)[T.2]	2.0701	0.432	4.789	0.000	1.223	2.917
C(Lesions)[T.3]	2.8491	0.431	6.610	0.000	2.004	3.694
Hp	0.4218	0.328	1.285	0.199	−0.222	1.065

	2.5%	97.5%	OR
Intercept	0.00	0.01	0.00
C(Lesions)[T.2]	3.40	18.49	7.93
C(Lesions)[T.3]	7.42	40.20	17.27
Hp	0.80	2.90	1.52

通过广义线性模型构建 Poisson 回归模型输出的结果与直接构建 Poisson 回归模型输出的结果一致。

在构建 Poisson 回归模型时要注意：如果方差与均数相差较大，说明 Poisson 回归有过离散问题，可以使用 quasipoisson 回归或负二项回归进行拟合。

13 生存分析

主要内容

- 生存分析基本概念
- 生存率的估计与组间比较
- 中位生存时间与生存曲线
- Cox 比例风险模型

logistic 回归分析只考虑终点事件（terminal event）是否出现,常用于横断面或病例对照研究。然而,在慢性病等疾病的随访研究中,除了考虑终点事件是否出现外,还需要考虑终点事件出现的时间长短。例如,两组直肠癌患者,其病期、年龄、性别等因素相同,一组采用单纯手术治疗方案,另一组采用手术＋放疗的治疗方案,其生存时间和生成率均不相同,如何评价两种治疗方法的疗效? 若单独以生存率或平均生存时间作为判断疗效的指标还不够全面,统计效能不高。这时需要使用生存分析（survival analysis）来处理这类资料,它是将终点事件的出现与达到终点事件的时间结合起来分析的统计分析方法。

13.1 基本概念

13.1.1 生存时间

生存时间（survival time）是任何两个有联系事件之间的时间间隔,常用符号 t 表示。从狭义的角度来讲,生存时间是指患某种疾病的人从发病到死亡所经历的时间。广义的生存时间定义为从某种起始事件到终点事件所经历的时间,如患者从手术到死亡所经历的时间、戒烟开始到重新吸烟之间的时间、人类获得性免疫缺陷病毒（human immunodeficiency virus,HIV）感染到症状发作所经历的潜伏期等。生存分析中最基本的问题是生存时间的计算,所以要明确事件的起点、终点及时间的度量单位（如小时、日、月、年等）。生存时间的分布通常不呈正态分布,而呈偏态分布,如指数分布、Weibull 分布、对数 logistic 分布等。失效事件（failure event）一般是指反映治疗效果特征的事件,又称死亡事件或终点事件,HIV 感染者的临床症状出现等。它根据研究目的而定,因此在研究设计时必须明确规定,并在实施中严格遵守。如起始事件（initial event）是反映生存时间起始特征的事件,如疾病的确诊、治疗开始等,设计时也需要明确规定。

13.1.2 生存时间资料的类型

生存时间资料一般分为完全数据和截尾数据（不完全数据）。完全数据是指在整个随访研究期间能够观察到终点事件，即能够观察到从起点到终点的生存时间。截尾数据（censored data）指在随访过程中，由于某种原因未能观察到患者的明确结局（终点事件）或称删失、终检。截尾数据提供的生存时间信息尽管是不完整的，但提示该患者至少在已经观察的时间长度内没有死亡，其真实的生存时间只能长于观察到的时间而不会短于这个时间。

截尾的主要原因有 3 种。①失访：指失去联系，如信访无回信，上门采访不见人，电话采访不搭理，外出或搬迁没留地址等；②退出：是指退出研究，如意外死亡，死于其他病、临时改变治疗方案等；③终止：指研究时限已到而终止观察，临床试验和动物实验都常见此类情况。

13.1.3 生存概率、生存率与风险函数

13.1.3.1 生存概率

生存概率（probability of survival）表示某单位时段开始时存活的个体到该时段结束时仍存活的可能性。例如，年生存概率表示年初尚存人口存活满 1 年的可能性。

$$p = \frac{某年活满 1 年人数}{某年年初人口数} \tag{13-1}$$

13.1.3.2 生存率（survival rate）

生存率又叫累积生存率（或生存函数），表示观察对象生存时间（T）大于 t 时刻的概率，常用 $S(t) = P(T > t)$ 表示。在实际工作中，如无截尾数据，生存率用生存时间大于 t 的患者数除以总患者数来估计。

$$\hat{s}(t) = \frac{生存时间大于 t 的病例数}{病例总数} \tag{13-2}$$

在观察起点（即 $t=0$ 时）生存率为 1；当观察期为无穷大时，生存率为 0。

13.1.3.3 风险函数（hazard function）

风险函数 $h(t)$ 定义如下：

$$h(t) = \lim_{\Delta t \to 0} \frac{P[在时刻 t 生存者在区间 (t, t+\Delta t) 内死亡]}{\Delta t} \tag{13-3}$$

如果无截尾数据，$h(t)$ 可估计为：

$$\hat{h}(t) = \frac{死于区间 (t, t+\Delta t) 的患者数}{在时刻 t 生存的患者数 \times \Delta t} \tag{13-4}$$

13.2 生存分析研究的主要内容

（1）生存率的估计：根据样本生存资料和研究生存时间的分布特点，估计生存率及平均存活时间，绘制生存曲线等。可以根据生存时间的长短估计各时点的生存率，根据生存率估计中位生存时间，根据生存曲线分析生存特点。对频数表资料可采用寿命表法进行描述分析，也可采用 Kaplan-Meier 法（即乘积极限法）进行描述分析。计算生存率需要考虑生存时

间的顺序,属于非参数统计方法。

（2）生存率的组间比较:可通过生存率及其标准误比较各样本的生存率,以探讨各总体的生存过程是否有差别。例如,比较 *bcl2*、*P53* 基因蛋白表达对乳腺癌生存率的影响,以发现影响乳腺癌生存的重要生物标志物,一般常采用 Log-rank 检验或 Breslow 检验,无效假设 H_0 是两组或多组总体生存时间分布相同,而不对其具体分布形式做具体要求,属于非参数统计方法。

（3）影响因素分析:重点是通过生存分析模型来探讨影响生存时间的因素,通常以生存时间和结局为因变量,而将影响因素（如年龄、性别、病理类型、淋巴结转移、治疗方案、基因是否表达等）作为自变量。通过拟合生存分析模型,筛选出影响生存时间的保护因素和风险因素,可为临床治疗提供重要参考。

13.3 生存率的估计与组间比较

例 13-1: 为比较 A、B 两种治疗方案对脑瘤的疗效,某研究者将 26 名患者分为两组,A 组（16 名）采用第 1 方案治疗,B 组（10 名）采用第 2 方案治疗。A 组患者生存时间分别为 10 个月、2 个月、12 个月*、13 个月、18 个月、6 个月*、19 个月*、26 个月、9 个月*、8 个月、7 个月、43 个月*、9 个月、4 个月、31 个月和 24 个月;B 组患者生存时间分别为 2 个月*、13 个月、7 个月*、11 个月*、6 个月、1 个月、11 个月、3 个月、17 个月和 7 个月（"*"表示删失数据,即患者仍生存或失访或死于其他原因）。试计算两组患者的生存率,并比较是否有差异。

利用 Python 的 statsmodels 库实现生存率的估计与组间比较,详见代码清单 13-1。

代码清单 13-1 生存率的估计与组间比较示例

```python
import pandas as pd
import statsmodels.api as sm


df = pd.read_csv('../data/11-1.csv')
df1 = df.loc[df["group"]=='a']
sf = sm.SurvfuncRight(df1["futime"], df1["death"])
print('A 组生存率 ')
print(sf.summary()) # 计算生存率、生存率标准误等
df1 = df.loc[df["group"]=='b']
sf = sm.SurvfuncRight(df1["futime"], df1["death"])
print('B 组生存率 ')
print(sf.summary()) # 计算生存率、生存率标准误等


print('='*60)
# 生存率组间比较
stat, pv = sm.duration.survdiff(df["futime"], df["death"], df['group']) # df['group'] 为分组变量
print(f' 统计量为 : {stat:.2f}\nP 值为 :{pv:.3f}')
```

代码运行结果如下：

A 组生存率

Time	Surv prob	Surv prob SE	num at risk	num events
2	0.937500	0.060515	16	1.0
4	0.875000	0.082680	15	1.0
7	0.807692	0.100033	13	1.0
8	0.740385	0.112076	12	1.0
9	0.673077	0.120414	11	1.0
10	0.598291	0.128172	9	1.0
13	0.512821	0.135392	7	1.0
18	0.427350	0.137177	6	1.0
24	0.320513	0.138367	4	1.0
26	0.213675	0.126959	3	1.0
31	0.106838	0.098675	2	1.0

B 组生存率

Time	Surv prob	Surv prob SE	num at risk	num events
1	0.900000	0.094868	10	1.0
3	0.787500	0.134033	8	1.0
6	0.675000	0.155071	7	1.0
7	0.562500	0.165064	6	1.0
11	0.421875	0.173659	4	1.0
13	0.210938	0.172588	2	1.0
17	0.000000	NaN	1	1.0

===

统计量为：2.98

P 值为：0.084

结果第一部分给出了 A、B 两组的生存率、生存率标准误、初期病例数和期内死亡数。A、B 两组治疗生存率的差异无统计学意义（χ^2=2.98，P=0.084）。

13.4 中位生存时间与生存曲线

（1）中位生存时间（median survival time）：又称为生存时间的中位数，是生存分析中最常用的概括性统计量，表示刚好有 50% 个体的存活期大于该时间。

在代码清单 13-1 基础上，使用代码"sf.quantile(0.5)"计算中位生存时间，例 13-1 数据的代码运行结果为"13"；使用代码"sf.quantile_ci(0.5)"计算中位生存时间的 95%CI，例 13-1 数据的代码运行结果为"（7, 24）"。

（2）生存曲线（survival curve）：是以观察（随访）时间为横轴、生存率为纵轴绘制的曲线，用以描述生存过程。分析时应注意曲线的高度和下降的坡度：平缓的生存曲线表示高生存率或较长生存期；陡峭的生存曲线表示低生存率或较短生存期。

可使用代码"sf.plot()"绘制生存曲线。例如，根据例 13-1 数据生成所有患者的生存曲线，实现代码入代码清单 13-2 所示（在代码清单 13-1 基础上运行）。

代码清单 13-2　绘制生存曲线示例

```
fig = sf.plot()
ax = fig.get_axes()[0]
ax.set_xlabel(" 生存时间 / 月 ")
ax.set_ylabel(" 生存率 ")
```

代码运行结果见图 13-1。

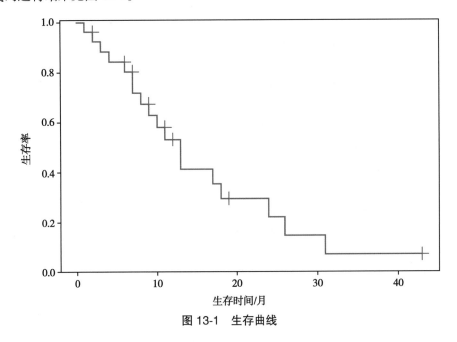

图 13-1　生存曲线

在实际分析中，常会绘制多条生存曲线进行比较。例如，根据例 13-1 数据绘制 a 组和 b 组的生存曲线，实现代码如代码清单 13-3 所示（在代码清单 13-1 基础上运行）。

代码清单 13-3　两种治疗方案生存曲线绘制示例

```
import matplotlib.pyplot as plt

gb = df.groupby("group")
ax = plt.axes()
gs = []
```

```
for g in gb:
    gs.append(g[0])
    sf = sm.SurvfuncRight(g[1]["futime"], g[1]["death"])
    sf.plot(ax)
li = ax.get_lines()
li[1].set_visible(False)
li[3].set_visible(False)
plt.legend((li[0], li[2]),gs)
plt.ylabel(" 生存率 ")
plt.xlabel(" 生存时间 / 月 ")
```

代码运行结果见图 13-2。

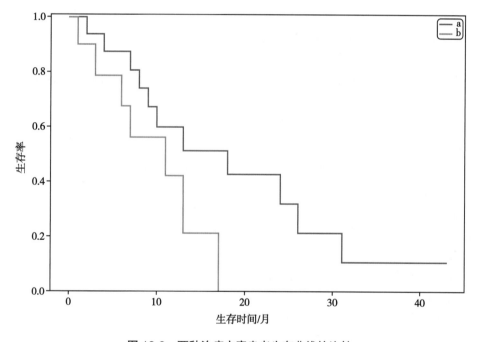

图 13-2　两种治疗方案患者生存曲线的比较

从图 13-2 中可以看出,第 2 方案(b 组)治疗患者的生存曲线较低,说明其生存率较低,而第 1 方案(a 组)治疗的患者的生存曲线较高,说明其生存率较高。

13.5　Cox 比例风险模型

医学临床随访资料具有一定的特殊性,主要表现在生存时间的分布种类繁多且难以确定,存在截尾数据,需要考虑多个协变量的影响等。1972 年英国统计学家 Cox 提出的比例风险模型(Cox's proportional hazard regression model,简称 Cox 模型)可以解决上述问题。

Cox 回归是生存分析中最重要的方法之一,主要用于疾病的预后分析,也可以用于病因探索队列研究。

13.5.1 Cox 模型简介

13.5.1.1 模型的基本形式

生存分析的主要目的在于研究协变量 X 与观察结果(即生存率)之间的关系。当生存率 $[S(t)]$ 受到协变量的影响时,一般可考虑进行回归分析,分析各协变量的影响。由于生存分析的数据中常包含截尾数据,用一般的方法难以解决以上问题。Cox 模型不直接考察生存率 $[S(t)]$ 与协变量的关系,而是用风险率函数 $[h(t,x)]$ 作为因变量,并假定:

$$h(t,x) = h_0(t)\exp(\beta'X) = h_0(t)\exp(\beta_1 X_1 + \beta_2 X_2 + \cdots + \beta_m X_m) \qquad (13\text{-}5)$$

风险函数(公式13-5)表示具有协变量 X 的个体在 t 时刻的瞬时死亡率。式中,t 表示生存时间,X 表示与生存时间可能有关的协变量或交互项。$h_0(t)$ 是所有协变量为 0 时的基础风险率,它是未知的,对基线风险不作任何限制。但 Cox 模型要求:$h(t,x)/h_0(t)$ 在任何时刻值不变,即满足"等比例风险"条件。β 为 Cox 模型的回归系数,是一组未知的参数 $(\beta_1, \beta_2, \cdots, \beta_m)$,需要根据实际数据来估计。

Cox 模型由参数和非参数两部分组成,故又称为半参数模型:$h_0(t)$ 是非参数部分,没有明确定义,其分布与形状无明确假定;另一部分是参数部分,其参数可以通过样本的实际观察值来估计。公式 13-5 可转换成:

$$h(t,x)/h_0(t) = \exp(\beta_1 X_1 + \beta_2 X_2 + \cdots + \beta_m X_m) \qquad (13\text{-}6)$$

13.5.1.2 参数估计与假设检验

(1)参数估计:因 Cox 模型未定义 $h_0(t)$,故不能用一般方法估计回归系数。Cox 提出用各时刻出现死亡者的条件概率建立偏似然函数(partial likelihood function)来估计,并证明在多数情况下,可借用经典的完全似然法估计和检验参数。

(2)假设检验:类似于 logistic 回归,回归系数常用的检验方法也是似然比检验、得分检验和 Wald 检验。

1)似然比检验:最大似然比检验(maximum likelihood ratio test)用于模型中原有不显著变量的剔除和新变量的引入,以及包括不同协变量数的模型间比较。

2)得分检验(score test):不但用于新变量能否选入模型,还可以检验变量之间的交互作用。

3)Wald 检验:用于模型中的协变量是否应从模型中剔除。假定已建立一个包含 m 个协变量的模型,其对应的回归系数为向量 β,其信息矩阵与方差 - 协方差矩阵分别用 I 和 V 来表示,可求出各回归系数的标准误。如果要检验模型中第 k 个协变量对模型的贡献是否有统计学意义,其对应的 Wald 统计量为:

$$\chi_w^2 = \left(\frac{b_k}{S_{b_k}}\right)^2 \qquad (13\text{-}7)$$

它服从于自由度为 1 的 χ^2 分布。其中 S_{b_k} 表示回归系数 b_k 的标准误。另外,Wald 检验的重要特点是可以按照参数的可信区间判断模型内的参数是否为 0,其方法是当 β_k 的 95% 可信区间包含 0 时,则 β_k 为 0。

13.5.2 Cox 模型分析的资料格式

与普通 logistic 回归资料相比，Cox 模型分析的资料格式多了一个时间变量（time），即生存时间，自变量 X 可以是分类变量也可以是连续性变量（表 13-1）。

表 13-1　Cox 模型分析的资料格式

X_1	X_2	X_3	X_4	X_5	X_6	y	time
1	2	0	1	0	0	1	1 335
1	1	1	1	0	1	0	1 222
1	2	1	3	0	1	1	639
1	2	1	2	0	1	1	538
0	1	0	2	0	0	0	3 733

13.5.3 Cox 模型分析的 Python 实现

利用 Python 的 statsmodels 库实现 Cox 模型，详见代码清单 13-4 所示。

代码清单 13-4　Cox 模型分析

```
import pandas as pd
import statsmodels.api as sm
import statsmodels.formula.api as smf

data = pd.read_csv('../data/cox.csv')
# status = data["y"].values
mod = smf.phreg("time ~x1 + x2 +···+xn" ,data=data,status =data["y"]).fit(disp=False) #拟合模型
print(mod.summary()) # 模型结果输出
```

例 13-2：从 TCGA 数据库中下载 337 份有关低级别胶质瘤（low-grade glioma，LGG）放疗情况、肿瘤类型、生存时间和生存结局等的数据，用于探索 LGG 的放疗敏感性及预后情况。试采用 Cox 模型分析放疗情况等因素对生存时间的影响。

第一步，导入做 Cox 模型分析所需要的库和数据，查看数据的基本情况，见代码清单 13-5。

代码清单 13-5　导入库和数据

```
import pandas as pd
import numpy as np
import statsmodels.api as sm
import statsmodels.formula.api as smf

data = pd.read_csv('../data/ cox.csv',index_col=0)   # 导入数据
data.head()   #查看前 5 条数据
```

运行代码输出结果如下：

	radiation_therapy	Age	Sex	histological_type	Idh1_mutation_tested	targeted_molecular_therapy	y	time
0	1	2	0	1	0	0	1	1 335
1	1	1	1	1	0	1	0	1 222
2	1	2	1	3	0	1	1	639
3	1	2	1	2	0	1	1	538
4	0	1	0	2	0	0	0	3 733

以上各变量名的含义分别为：是否接受放疗（1：接受；0：未接受）、年龄（1：≤40 岁；2：>40 岁）、性别（1：男；0：女）、组织学类型（1：1 型；2：2 型；3：3 型）、Idh1 突变情况（1：有突变；0：无突变）、是否接受靶向分子疗法（1：接受；0：未接受）、结局（1：死亡；0：删失）和生存时间（d）。

第二步，单因素 Cox 模型分析，实现代码如代码清单 13-6 所示。

代码清单 13-6　单因素分析

```
mod = smf.phreg("time ~radiation_therapy " ,data=data,
            status =data['y']).fit(disp=False) # 拟合模型
print(mod.summary()) # 模型结果输出
```

代码运行结果如下：

Results: PHReg

==

Model:		PH Reg		Sample size:			337
Dependent variable:		time		Num. events:			90
Ties:		Breslow					

----

	log HR	log HR SE	HR	t	P>|t|	[0.025	0.975]
radiation_therapy	0.7472	0.2648	2.1111	2.8215	0.0048	1.2563	3.5475

==

Confidence intervals are for the hazard ratios

输出结果各部分的解释如下：

Dependent.Variable：因变量（Y）的名称，本例是"time"。

Sample size：样本量，就是输入的数据量，本例是"337"。

Model：本例使用的是 Cox 模型。

Ties：生存分析检验方式，默认为"Breslow"。

log HR：自变量的系数（β）。

log HR SE：log HR 的标准误。

HR：风险函数比。

t：t 统计量

$P>|t|$：统计检验中的 P 值。

[0.025 0.975]：*HR* 的 95% 置信区间。

为了能更快地完成其他变量与生存时间的单因素 Cox 模型分析，可以使用 for 循环语句执行单因素 Cox 模型，见代码清单 13-7。

代码清单 13-7　批量执行单因素分析

```
result = pd.DataFrame()
for x in list (['radiation_therapy', 'Age', 'Sex', 'histological_type',
            'Idh1_mutation_tested', 'targeted_molecular_therapy']):
    model = smf.phreg('time ~ {var}'.format(var=x), data=data,
                    status = data['y']).fit(disp=False)
    tb  = model.summary().tables[1]
    result = result.append(tb)    # 将单因素结果表格汇总
result # 输出结果
```

代码运行结果如下：

	log HR	log HR SE	HR	t	P>|t|	[0.025	0.975]
radiation_therapy	0.747192	0.264823	2.111063	2.821473	0.004780	1.256271	3.547474
Age	1.081632	0.231295	2.949490	4.676419	0.000003	1.874426	4.641151
Sex	−0.033762	0.213045	0.966802	−0.158474	0.874083	0.636786	1.467848
histological_type	−0.277999	0.122814	0.757298	−2.263580	0.023600	0.595288	0.963398
Idh1_mutation_tested	−0.026019	0.273994	0.974317	−0.094962	0.924345	0.569477	1.666956
targeted_molecular_therapy	0.208176	0.219584	1.231430	0.948047	0.343105	0.800755	1.893738

第三步，多因素分析。将需要调整的混杂因素（自变量）加入模型，实现代码如代码清单 13-8 所示。

代码清单 13-8　多因素分析

```
mod = smf.phreg("time ~ radiation_therapy + Age + Sex + histological_type +
            Idh1_mutation_tested + targeted_molecular_therapy",
        data, status=data['y'], ties="efron")
rslt = mod.fit()
print(rslt.summary())
```

代码运行结果如下：

Results: PHReg

	log HR	log HR SE	HR	t	P>|t|	[0.025	0.975]
radiation_therapy	0.6878	0.2836	1.9894	2.4255	0.0153	1.1411	3.4682
Age	1.1904	0.2368	3.2883	5.0280	0.0000	2.0675	5.2300
Sex	−0.0451	0.2134	0.9559	−0.2115	0.8325	0.6292	1.4522
histological_type	−0.2429	0.1265	0.7844	−1.9199	0.0549	0.6121	1.0051
Idh1_mutation_tested	−0.1310	0.2764	0.8772	−0.4740	0.6355	0.5103	1.5079
targeted_molecular_therapy	0.0350	0.2261	1.0356	0.1546	0.8771	0.6649	1.6129

Model: PH Reg; Sample size: 337; Dependent variable: time; Num. events: 90; Ties: Efron

Confidence intervals are for the hazard ratios

结果显示是否接受放疗（P=0.015 3）和年龄（$P<0.001$）有统计学意义，其 RR 及 95%CI 分别为 1.989 4（1.141 1~3.468 2）和 3.288 3（2.067 5~5.23）。

13.5.4 Cox 模型分析注意事项

（1）在进行 Cox 模型分析时，样本量不宜过小，一般在 40 以上，当协变量增多时，要求样本量是协变量的 10~20 倍。尽管 Cox 模型可以分析有截尾的数据，但要尽量避免观察对象的失访。过多的失访易造成研究结果的不可信。

（2）注意共线性的问题，在 Cox 模型配合时首先要注意多元共线性，即避免相关性较大的协变量同时进入模型，一般相关系数绝对值在 0.7 以上的变量要避免同时进入模型，判断共线性可用相关的统计方法进行诊断。

（3）Cox 模型要求患者的风险函数与基础风险函数呈比例，也就是说要求患者的死亡风险与基础风险在所有生存时间点上都保持一个恒定比例。如果这一假设不成立，则不能用 Cox 模型进行分析。另外，当两组患者的生存曲线明显交叉时，说明存在影响患者生存的混杂因素，此时需要采用其他统计方法，剔除混杂因素的影响后，再进行 Cox 模型分析。

（4）Cox 模型分析有两种分析思路：一是尽量将所有影响生存时间的因素筛选出来，得到一个包括许多有意义协变量的综合性最佳模型。二是只在模型中设定一个主要研究因素，其他因素作为调整因素来考虑。调整混杂因素后，该研究因素还与因变量有显著关联，说明该因素是影响生存时间的一个重要独立因素。

14 时间序列分析

主要内容

- 时间序列预处理
- 时间序列建模步骤
- ARIMA 模型拟合
- 季节性 ARIMA 模型拟合

一些事件（如传染病的发生率）的发展通常具有一定惯性，可以利用这种惯性建立数学模型对事件未来的发展趋势进行预测。时间序列分析的目的就是找出这种事件发展惯性的规律，并应用数学模型将其表示出来，预测其未来的发展趋势。在医学领域，它可以用于传染病的预测、预警，门诊就诊人数的预测等。

常用按时间顺序排列的一组随机变量 $X_1, X_2, \cdots, X_t$，来表示一个随机事件的时间序列，简记为 $\{X_t\}$；用 $X_1, X_2, \cdots, X_n$ 或 $\{X_t, t=1, 2, \cdots, n\}$ 表示该随机序列的 n 个有序观察值，称为序列长度为 n 的观察序列值。

常用的时间序列模型有平滑法、趋势拟合法、自回归（autoregressive，AR）模型、移动平均（moving average，MA）模型、自回归移动平均（autoregressive moving average，ARMA）模型、差分自回归移动平均（autoregressive integrated moving average，ARIMA）模型、季节性差分自回归移动平均（seasonal autoregressive integrated moving average，SARIMA）模型、自回归条件异方差（autoregressive conditional heteroskedasticity，ARCH）模型等，本部分重点介绍 ARIMA 模型和季节性 ARIMA 模型。

ARIMA 模型包括 MA 过程、AR 过程、ARMA 过程以及 ARIMA 过程。常用 ARIMA (p, d, q) 来表示，其中 p 为自回归阶数，q 为移动平均项数，d 为时间序列达到平稳时所做的差分次数。许多时间序列带有季节效应，呈现出周期性波动规律，这样的时间序列可以采用季节性 ARIMA 模型进行分析。

14.1 时间序列的预处理

对一个时间序列，首先要对它的平稳性和纯随机性进行检验，称为序列的预处理。根据检验结果可以将序列分为不同类型，对不同类型的序列会采取不同的分析方法。

平稳性是时间序列分析的基础。时间序列根据平稳性限制条件的严格程度，分为严平稳序列和宽平稳序列。严平稳性是一个很强的条件,很难用经验方法进行验证。在实际应用中,研究最多的是宽平稳时间序列,只要求时间序列任意时间点上的均值、方差相同,并且任意两个时间点上的自相关函数只依赖时间段的长度而与时间的起止点无关。

对于一个时间序列,首先需要做平稳性检验,如果为非平稳序列,一般需要将其转化为平稳序列,以便按照平稳时间序列的分析方法进行分析。

时间序列平稳后,需要进行纯随机性检验。时间序列分析的前提是序列值之间存在相关关系,如果序列值之间没有任何相关关系,过去的行为对将来的发展没有丝毫影响,这种序列称为纯随机序列或白噪声序列。从统计学的角度来看,白噪声序列是没有任何分析价值的序列,若检验发现一个时间序列为白噪声序列,可以终止对它进行分析。

14.1.1 平稳性检验

时间序列的平稳性检验通常有两种方法。一种是按照时间序列图和自相关图特征做出判断的图形检验,该方法虽然操作简单,但是带有主观性,不够准确,更适用于趋势或周期性显著的序列。对于趋势与周期不明显的序列,最好使用单位根检验,它是构造统计量进行序列平稳性检验的最常用方法。

(1)时间序列图检验:平稳时间序列的均值和方差都相同的,因此平稳序列的时间序列图显示该序列值始终在一个常数值附近随机波动,而且波动的范围有界,如果表现出显著的趋势性或周期性,则是不平稳序列。

(2)自相关图检验:自相关图是一个平面二维坐标悬垂线图,其中一个坐标轴表示延迟时期数,另一个坐标轴表示自相关系数,通常以悬垂线表示自相关系数的大小。平稳序列具有短期相关性,用自相关系数来描述就是随着延迟期数 k 的增加,平稳序列的自相关系数会快速衰减趋向于零,并在零附近随机波动。而非平稳序列的自相关系数衰减向零的速度通常比较慢。根据这一特点就可以判断自相关图的平稳性。

(3)单位根检验:是指检验序列中是否存在单位根,存在单位根就是非平稳时间序列。

最初的单位根检验为 DF 检验(Dickey-Fuller test),它只适用于由上一期历史数据描述的序列平稳性检验。为了使 DF 检验能适用于任意期确定性信息提取,人们对 DF 检验进行了一定修正,得到增广 DF 检验(augmented Dickey-Fuller test),简称 ADF 检验。

14.1.2 纯随机性检验

纯随机性检验也称白噪声检验,是通过构造检验统计量来检验序列的纯随机性。常用的检验统计量有 Q 统计量和 LB 统计量,由样本各延迟期数的自相关系数计算检验统计量,然后计算出对应的 P 值,$P>0.05$(或自定的显著性水平)表示该序列不能拒绝纯随机的原假设,即可以认为该序列是白噪声序列,可以停止对该序列的分析。

14.2 平稳时间序列建模

若某个时间序列经过检验被判定为平稳非白噪声序列,就可以构建 ARMA 模型了。建模步骤如下:

（1）计算样本自相关系数（autocorrelation coefficient，ACF）和样本偏自相关系数（partial autocorrelation coefficient，PACF）的值。

（2）根据 ACF 和 PACF 的性质，选择阶数适当的 ARMA(p,q) 模型进行拟合。

（3）估计模型中未知参数的值。

（4）检验模型及参数是否有统计学意义，如果拟合模型没有通过检验，则转向步骤 2，重新选择模型再拟合。

（5）模型优化。如果拟合模型通过检验，也可能要转向步骤（2），充分考虑各种可能，建立多个拟合模型，从所有通过检验的拟合模型中选择最优模型。

（6）利用拟合模型，预测模型的趋势。

模型识别：模型识别过程也称为模型定阶过程，其基本原则见表 14-1。在实际应用中，这个定阶原则在操作上有一定困难。由于样本的随机性，样本的相关系数不会呈现出理论截尾的完美情况，本应截尾的样本 ACF 或 PACF 仍会出现小幅震荡。随着阶数的延迟，ACF 和 PACF 都会衰减至零值附近作小值波动。在实际分析中，根据经验通常通过 2 倍标准差范围辅助判断：如果样本 ACF/PACF 在最初的 d 阶明显大于 2 倍标准差范围，而后几乎 95% 的自相关系数都落在 2 倍标准差的范围以内，而且由非零自相关系数衰减为小值波动的过程非常突然。这时，通常视为 ACF/PACF 系数截尾，截尾阶数为 d。

表 14-1　模型定阶基本原则

模型	ACF	PACF
AR(p)	拖尾	p 阶截尾
MA(q)	q 阶截尾	拖尾
ARMA(p,q)	p 阶拖尾	q 阶拖尾

参数估计：选择好拟合模型后，下一步就是要利用序列的观察值确定模型的口径，即估计模型中未知参数的值。通常使用的方法有 3 种：一是矩估计，二是极大似然估计，三是最小二乘估计。

模型检验：确定拟合模型的口径后，还要对该拟合模型进行必要的检验，包括模型的统计学意义检验和参数的统计学意义检验。

模型优化：一个拟合模型通过检验，说明在一定的置信水平下，该模型能有效地拟合观察值序列的波动，但这种有效模型并不是唯一的。优化的目的就是要选择相对最优的模型。可使用赤池信息准则（AIC）和贝叶斯信息准则（BIC）来解决这个问题。在所有通过检验的模型中，使 AIC 或 BIC 函数达到最小的模型为相对最优模型。

序列预测：模型拟合的最终目的通常是利用这个拟合模型对随机序列的未来发展进行预测，即利用序列已观察的样本值估计序列在未来某时刻的取值。

14.3　非平稳时间序列预处理

实际上，在自然界中绝大部分序列是非平稳的。非平稳时间序列的分析方法可以分为确定性因素分解的时序分析和随机时序分析两大类。

确定性因素分解的方法是把所有序列的变化分解为4个因素（分别为长期趋势、季节变动、循环变动和随机波动）的综合影响，其中长期趋势和季节变动的规律性信息通常比较容易提取，由随机因素导致的波动则非常难以确定和分析。

对于一段观察值序列，如果为非平稳时间序列，没有通过平稳性检验，无论是采用确定性时序分析方法还是随机时序分析方法，分析的第一步都是要通过有效手段提取序列中的确定性信息。差分是一种常用的、非常简便有效的确定性信息提取方法。

（1）p 阶差分：相距1期的两个序列值之间的减法运算称为1阶差分运算。对1阶差分后序列再进行一次1阶差分运算称为2阶差分。以此类推，对 p–1 阶差分后序列再进行一次1阶差分运算称为 p 阶差分。

（2）k 步差分：相距 k 期的两个序列值之间的减法运算称为 k 步差分运算。

当非平稳时间序列经差分处理通过平稳性检验后就可以按照平稳时间序列进行处理了。

14.4　ARIMA 模型

ARIMA 模型是指将非平稳时间序列转化为平稳时间序列，然后将 ARMA 模型根据滞后值以及随机误差项的现值和滞后值进行回归所建立的模型。建模步骤见图 14-1。

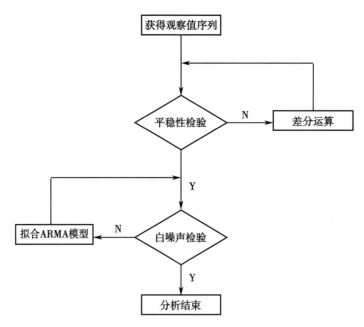

图 14-1　ARIMA 模型构建步骤

14.4.1　资料格式

用于时间序列分析的资料中一般有发生日期和事件发生率（或发生数），在 Python 中一般将发生日期整理为"index"进行分析，见表 14-2。

表 14-2 时间序列分析资料格式

发病日期	发病率 /(1·10 万 $^{-1}$)
2008-01-01	4.488 683
2008-02-01	1.536 983
2008-03-01	2.462 665
2008-04-01	2.637 322
2008-05-01	4.576 016

14.4.2 ARIMA 模型的 Python 实现

利用 Python 的 statsmodels 库实现 ARIMA 模型,如代码清单 14-1 所示。

代码清单 14-1   ARIMA 模型实现示例

```python
# 导入库
import pandas as pd
import statsmodels.api as sm
import matplotlib.pyplot as plt
from statsmodels.graphics.tsaplots import plot_acf, plot_pacf
from statsmodels.tsa.stattools import adfuller
from statsmodels.stats.diagnostic import acorr_ljungbox
from statsmodels.tsa.arima_model import arima

# 读取数据,指定日期列为 index
data = pd.read_csv('../data/arimadata.csv', index_col = ' 日期 ')
# 绘制时间序列图
data.plot()
data.show()
# 绘制自相关图和偏自相关图
plot_acf(data).show()
plot_pacf(data).show()
# 平稳性检验
result = adfuller(y.dropna())
print('ADF Statistic: %f' % result[0])
print('p-value: %f' % result[1])
# 差分
data.diff().dropna()
# 白噪声检验
print(' 白噪声检验结果为 : ', acorr_ljungbox(data,lags=1)) # 返回统计量和 P 值
# 定阶
pmax = 5
qmax = 5
aic_matrix = []
```

```
for p in range(pmax+1):
    tmp = []
    for q in range(qmax+1):
        try:
            tmp.append(arima(data, (p,d,q)).fit().aic)
        except:
            tmp.append(None)
    aic_matrix.append(tmp)
aic_matrix = pd.DataFrame(aic_matrix) # 构建 DataFrame 构建最小值
p,q = aic_matrix.stack().idxmin()  # 找出最小值位置
print('AIC 最小的 p 值和 q 值为 :{} 和 {}'.format(p,q))
# 构建模型
model = ARIMA(data,(p,d,q)).fit()
model.summary2()
# 模型预测
model.forecast(10) # 预测未来 10 个周期的结果、标准误、可信区间
```

例 14-1：有研究者通过国家传染病报告信息系统获取某市 2010—2017 年的水痘发病资料，试通过构建 ARIMA 模型，预测未来的疾病发展趋势。

第一步，导入做 ARIMA 模型所需要的库和数据，查看数据的基本情况，Python 实现代码如代码清单 14-2 所示。

代码清单 14-2　导入库和数据示例

```
# 导入库
import warnings
import itertools
import pandas as pd
import statsmodels.api as sm
import matplotlib.pyplot as plt
from statsmodels.graphics.tsaplots import plot_acf, plot_pacf
from statsmodels.tsa.stattools import adfuller
from statsmodels.stats.diagnostic import acorr_ljungbox
from statsmodels.tsa.arima_model import ARIMA


data = pd.read_csv('../data/varicella.csv',
                parse_dates=['发病日期 '],index_col='发病日期 ')
data.head()
```

代码运行结果如下：

	疾病诊断
发病日期	
2013-01-01	水痘
2013-01-01	水痘
2013-01-08	水痘
2013-01-17	水痘
2013-01-26	水痘

第二步，数据整理。按月重采样，计算每个月的发病数，并计算发病率。Python 实现代码如代码清单 14-3 所示。

代码清单 14-3　数据整理

```
# 整理数据
data1 = pd.DataFrame(data[' 疾病诊断 '].resample('M').count()).rename(columns=
                {' 疾病诊断 ':' 月发病数 '})
data1[' 人口数 '] = 6110633
data1[' 发病率 '] = data1[' 月发病数 ']/data1[' 人口数 ']*100000
data2 = data1[' 发病率 ']
```

第三步，时间序列预处理。首先制作时间序列图，观察时间序列的特征，并进行单位根检验，实现代码如代码清单 14-4 所示。

代码清单 14-4　时间序列图与单位根检验示例

```
#生成时间序列图
ax = plt.gca()        # 获取当前的画布 , gca = get current
ax.spines['right'].set_visible(False)   # 设置右边框不显示
ax.spines['top'].set_visible(False)     # 设置上边框不显示
data2.plot(figsize=(15, 6))
ax.set_ylabel(' 发病率 /10⁻⁵')
ax.set_xlabel(' 发病日期 ')
plt.savefig('Python 编书项目 / 时间序列图 .png')
plt.show()
# 平稳性检验
result = adfuller(data2.dropna())
print(' 平稳性检验结果 ')
print('ADF Statistic: {:.2f}'.format(result[0]))
print('p-value: {:.3f}'.format(result[1]))
```

代码运行结果见图 14-2。

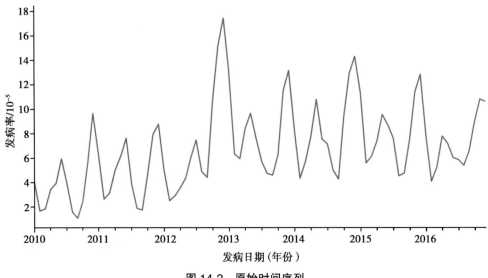

图 14-2 原始时间序列

平稳性检验结果：

ADF Statistic: −1.79

p−value: 0.384

从图 14-2 可以看出，该序列波动较大，呈周期性，单位根检验统计量为 −1.79，P 值大于 0.05，可以判断该序列为非平稳序列（非平稳序列一定不是白噪声序列）。

因此，对原始序列进行 1 阶差分，并进行平稳性和噪声检验。构建一个 StableCheck 函数绘制差分后的时间序列图、滚动均值线、滚动标准差线，并进行 ADF 检验和白噪声检验，如代码清单 14-5 所示。

代码清单 14-5 时间序列差分与白噪声检验示例

```python
def SeriesCheck(timeseries):
    # 移动 12 期的均值和方差
    rol_mean = timeseries.rolling(window=12).mean()
    rol_std = timeseries.rolling(window=12).std()
    # 绘图
    fig = plt.figure(figsize=(12, 5))
    dif = plt.plot(timeseries, color='blue', label=' 差分后序列 ')
    mean = plt.plot(rol_mean, color='red', label=' 滚动均值 ')
    std = plt.plot(rol_std, color='black', label=' 滚动标准差 ')
    plt.legend(loc='best')
    plt.show()
    # 进行 ADF 检验
    print('Results of Dickey-Fuller Test:')
```

```
        dftest = adfuller(timeseries, autolag='AIC')
        # 检验结果
        dfoutput = pd.Series(dftest[0:4], index=['Test Statistic', 'p-value', '#Lags Used',
        'Number of Observations Used'])
        for key, value in dftest[4].items():
            dfoutput['Critical Value {}'.format(key)] = value
        print('ADF 检验结果 :')
        print(dfoutput)
        # 进行白噪声检验
        result = acorr_ljungbox((timeseries), lags=1)
        print(f' 白噪声检验结果 : \nTest Statistic \t\t\t{result.iloc[0,0]:.2f}\np-value \t\t\t{result.
        iloc[0,1]:.3f}')
    difdate = data2.diff(1).dropna()
    SeriesCheck(difdate)
```

代码运行结果见图 14-3。

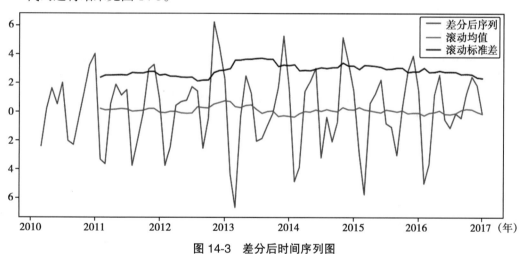

图 14-3　差分后时间序列图

ADF 检验结果 :

Test Statistic	−2.975503
p-value	0.037246
#Lags Used	11.000000
Number of Observations Used	71.000000
Critical Value 1%	−3.526005
Critical Value 5%	−2.903200
Critical Value 10%	−2.588995
dtype: float64	

白噪声检验结果：

Test Statistic	9.77
p-value	0.002

从图 14-3 可以看出，原序列通过 1 阶差分后围绕均值上下波动，ADF 检验 $P<0.05$，可以认为差分后的序列是平稳序列；白噪声检验 $P<0.05$，拒绝原假设，可以认为差分后的序列不是白噪声序列。

第四步，进行模型识别。计算 $ARMA(p,q)$，在 p 和 q 均 $\leqslant 3$ 的所有组合的 AIC 信息量中，取其中 AIC 信息量最小的模型阶数。Python 实现代码如代码清单 14-6 所示。

代码清单 14-6　模型识别示例

```
warnings.filterwarnings("ignore") # 忽略警告消息
pmax = 3
qmax = 3
d = 1
aic_matrix = []
for p in range(pmax+1):
    tmp = []
    for q in range(qmax+1):
        try:
            tmp.append(ARIMA(data2, (p,d,q)).fit(disp=0).aic)
        except:
            tmp.append(None)
    aic_matrix.append(tmp)
aic_matrix = pd.DataFrame(aic_matrix) # 构建最小值的 DataFrame
p,q = aic_matrix.stack().idxmin() # 找出最小值位置
print('AIC 最小的 p 值和 q 值为 : {} 和 {}'.format(p,q))
```

计算完成的 AIC 矩阵如下：

401.8272	380.1224	371.9765	354.7419
393.8317	382.1224	360.6934	355.7886
357.4148	344.4865	NaN	331.5257
347.8218	345.0759	NaN	357.0028

AIC 最小的 p 值和 q 值为：2 和 3。

1 阶差分后，当 $p=2$，$q=3$ 时，最小 AIC 值为 331.525 7。

第五步，构建 ARIMA 建模。按照上一步计算结果，选择 $ARIMA(2,1,3)$ 进行模型拟合。值得注意的是，该模型并非唯一选择，还可以通过图像观察等方法确定其他模型。Python 实现代码如代码清单 14-7 所示。

代码清单 14-7　构建模型

```
model = ARIMA(data2,(2,1,3)).fit(disp = 0)
model.summary2()
```

代码运行结果给出了 AIC 值、BIC 值以及参数估计值等信息。

ARIMA Model Results

Dep. Variable:	D. Incidence	No. Observations:	83
Model:	ARIMA(2, 1, 3)	Log Likelihood	−158.763
Method:	css-mle	S.D. of innovations	1.567
Date:	Sun, 24 Oct 2021	AIC	331.526
Time:	09:47:06	BIC	348.458
Sample:	02-28-2010	HQIC	338.328
	-12-31-2016		

	coef	std err	z	P>|z|	[0.025	0.975]
const	0.0557	0.193	0.289	0.772	−0.322	0.433
ar.L1.D.Incidence	0.9987	0.018	54.373	0.000	0.963	1.035
ar.L2.D.Incidence	−0.9823	0.023	−42.773	0.000	−1.027	−0.937
ma.L1.D.Incidence	−0.8575	0.109	−7.903	0.000	−1.070	−0.645
ma.L2.D.Incidence	0.6457	0.165	3.919	0.000	0.323	0.969
ma.L3.D.Incidence	0.3048	0.136	2.242	0.025	0.038	0.571

Roots

	Real	Imaginary	Modulus	Frequency
AR.1	0.5083	−0.8715j	1.0089	−0.1660
AR.2	0.5083	+0.8715j	1.0089	0.1660
MA.1	0.5812	−0.8138j	1.0000	−0.1513
MA.2	0.5812	+0.8138j	1.0000	0.1513
MA.3	−3.2811	−0.0000j	3.2811	−0.5000

第六步,进行模型检验。绘制 ARIMA(2, 1, 3)的残差图和密度图,进行白噪声检验。Python 实现代码如代码清单 14-8 所示。

代码清单 14-8　模型检验示例

```
residuals = pd.DataFrame(model.resid)
# 绘制残差图和密度图
fig = plt.figure(figsize = (12,5))
ax1 = fig.add_subplot(121)
ax2 = fig.add_subplot(122)
residuals.plot(title=" 残差图 ",legend = False, ax=ax1)
residuals.plot(kind='kde', title=' 密度图 ',legend = False, ax=ax2)
ax1.set_ylabel(' 残差 ')
ax2.set_xlabel(' 残差 ')
plt.show()
result = acorr_ljungbox(model.resid, lags=1)
temp = result[1]
# 残差白噪声检验
print(' 白噪声检验结果 : \nTest Statistic \t{:.2f}\np-value
        \t{:.3f}'.format(result[0][0],result[1][0]))
```

代码运行结果见图 14-4：

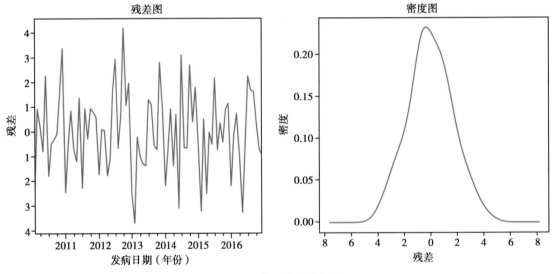

图 14-4　模型残差分析图

白噪声检验结果：

Test Statistic　　0.16

p-value　　0.691

从图 14-4 可以看出，ARIMA（2，1，3）模型的残差围绕 0 上下均匀波动，密度图以 $X=0$ 左右对称分布，残差的白噪声检验结果显示 $P>0.05$，为白噪声序列。

第七步,模型预测。应用 ARIMA(2,1,3)模型对未来 12 个月的水痘发病率进行预测。Python 实现代码如下:

model.forecast(12) # 预测未来 12 个周期的结果、标准误、可信区间

代码运行结果如下:

```
(array([ 9.21254232, 7.18908719, 6.33096692, 7.51655564, 9.59836497,
        10.56757509, 9.54527654, 7.62708344, 6.77053658, 7.85429322,
         9.83286088, 10.79900125]),
 array([1.56660545, 2.37698907, 2.80070094, 3.1470829 , 3.57247269,
        4.08968068, 4.57001226, 4.90933758, 5.13334695, 5.33375542,
        5.59366839, 5.93127632]),
 array([[ 6.14205207, 12.28303258],
        [ 2.53027422, 11.84790015],
        [ 0.84169395, 11.8202399 ],
        [ 1.3483865 , 13.68472478],
        [ 2.59644717, 16.60028276],
        [ 2.55194826, 18.58320192],
        [ 0.5882171 , 18.50233598],
        [-1.99504141, 17.24920829],
        [-3.29063855, 16.83171172],
        [-2.59967532, 18.30826175],
        [-1.13052771, 20.79624947],
        [-0.82608673, 22.42408923]]))
```

结果中,第一个"array"为未来 12 个月的发病率,第二个"array"为标准误,第三个"array"为可信区间。

14.5 季节性 ARIMA 模型

季节性 ARIMA 模型是在 ARIMA 模型中引入季节性的项,可以分为简单季节性 ARIMA 模型和乘积季节性 ARIMA 模型。简单季节性 ARIMA 模型是指序列中的季节效应和其他效应之间呈加法关系,可以表示为 $X_t = S_t + T_t + I_t$。其中,S_t、T_t、I_t 分别表示季节成分、趋势成分、随机成分。若序列的季节效应、长期趋势效应和随机波动之间存在复杂的相互关联性,简单的季节性 ARIMA 模型不能充分地提取其中的相关关系,这时通常采用乘积季节性 ARIMA 模型。它可以表示为:ARIMA $(p, d, q)(P, D, Q)s$。其中,s 为每年的观测数量,大写字母 (P, D, Q) 为模型中季节性的部分,小写字母 (p, d, q) 为非季节性的部分。

例 14-2:根据例 14-1 中的信息,原时间序列图呈明显周期性,而且通过 1 阶差分后的自相关图和偏自相关图在 12 阶时仍有突出点(Python 实现代码如代码清单 14-9 所示;代码运行结果见图 14-5 和图 14-6),说明 1 阶差分后仍然存在很强的周期性,因此可以使用季节性 ARIMA 模型进行拟合。

代码清单 14-9　模型检验示例

```
plot_acf(difdate).show()        # 绘制自相关图
plot_pacf(difdate).show()       # 绘制偏自相关图
```

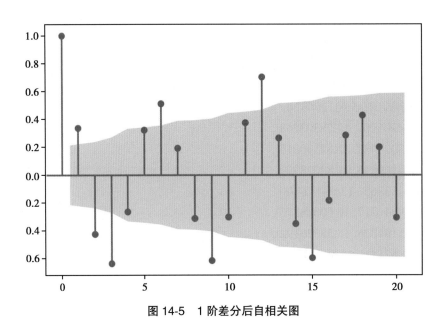

图 14-5　1 阶差分后自相关图

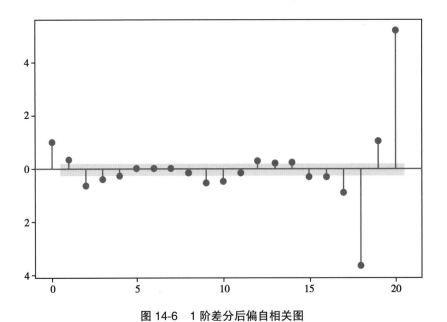

图 14-6　1 阶差分后偏自相关图

采用 Python 的 pmdarima 模块对原时间序列进行自动季节性 ARIMA 模型拟合,季节性周期长度设定为 12, D 则为 1, Python 实现代码如代码清单 14-10 所示。

代码清单 14-10　自动拟合季节性 ARIMA 模型示例

```
import pmdarima as pm
# 使用训练集的数据来拟合模型
mod = pm.auto_arima(data2,
                    start_p=0,       # p 最小值
                    start_q=0,       # q 最小值
                    test='adf',      # ADF 检验确认差分阶数 d
                    max_p=5,         # p 最大值
                    max_q=5,         # q 最大值
                    m=12,            # 季节性周期长度，当 m=1 时则不考虑季节性
                    d=None,          # 通过函数来计算 d
                    seasonal=True, start_P=0, D=1, trace=True,
                    error_action='ignore', suppress_warnings=True,
                    stepwise=False,  # stepwise 为 False 则不进行完全组合遍历
                    enforce_stationarity=True,
                    enforce_invertibility=False
                    )
print(mod.summary())
```

代码运行结果如下：

Best model: ARIMA(4,2,0)(0,1,1)[12]

Totol fit time: 52.826 seconds

SARIMAX Results

Dep. Variable:	y	No. Observations:		84
Model:	SARIMAX(4, 2, 0)×(0, 1, [1],12)	Log Likelihood		−132.811
Date:	Tue, 05 Oct 2021	AIC		277.623
Time:	18:00:02	BIC		291.114
Sample:	0	HQIC		282.982
	−84			
Covariance Type:	opg			

	coef	std err	z	P>$|z|$	[0.025	0.975]
ar.L1	−0.7994	0.131	−6.096	0.000	−1.056	−0.542

ar.L2	−0.7968	0.138	−5.784	0.000	−1.067	−0.527
ar.L3	−0.5455	0.127	−4.305	0.000	−0.794	−0.297
ar.L4	−0.3655	0.122	−3.002	0.003	−0.604	−0.127
ma.S.L12	−0.5879	0.155	−3.784	0.000	−0.892	−0.283
sigma2	2.3667	0.391	6.058	0.000	1.601	3.132

===

Ljung-Box (L1) (Q):	0.42	Jarque-Bera (JB):	2.22
Prob(Q):	0.52	Prob(JB):	0.33
Heteroskedasticity (H):	0.87	Skew:	−0.26
Prob(H) (two-sided):	0.75	Kurtosis:	3.71

===

Warnings:

[1] covariance matrix calculated using the outer product of gradients(complex-step).

　　结果显示,Python 自动选择的模型为 SARIMA（4,2,0）,（0,1,1）12,对原始序列进了 2 阶差分和 12 周期的季节性差分,前面 ARIMA 模型拟合时选择 1 阶差分通过了平稳性检验和白噪声检验,但是在 1 阶差分和季节性差分后不能通过白噪声检验,而 2 阶差分和季节性差分后能通过平稳性检验和白噪声检验。

　　程序计算出了 AIC、BIC、模型参数、残差的白噪声检验等内容。结果显示 SARIMA（4,2,0）,（0,1,1）12 模型的 AIC 值和 BIC 值分别为 277.623 和 291.114,参数估计的 P 值全部 <0.05,残差白噪声检验显示为白噪声,提示模型拟合合理。

　　此外,还可以通过命令"mod.plot_diagnostics(figsize=(15, 12)).show()"显示模型诊断情况。代码运行结果见图 14-7。

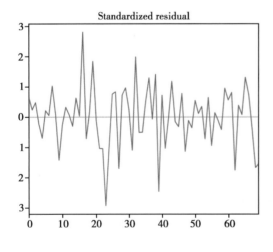
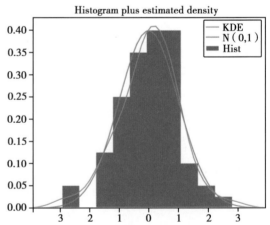

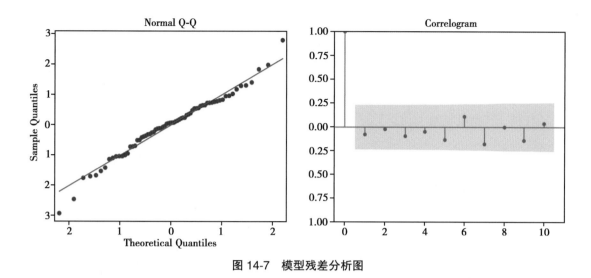

图 14-7　模型残差分析图

当然也可以使用 statsmodels 库来拟合季节性 ARIMA 模型,输出结果一致,见代码清单 14-11 (代码运行结果略)。

代码清单 14-11　季节性 ARIMA 模型示例

```
mod = sm.tsa.statespace.SARIMAX(data2,
                                order=(4,2,0),
                                seasonal_order=(0,1,1,12),
                                error_action='ignore',
                                suppress_warnings=False).fit(disp=0)
mod.summary()
```

拟合好季节性 ARIMA 模型后,就能使用该模型进行预测了,见代码清单 14-12(在代码清单 14-11 的基础上运行)。

代码清单 14-12　季节性 ARIMA 模型预测示例

```
# 计算未来 12 个月的预测值和 95% 可信区间
pred_uc = mod.get_forecast(steps=12)
pred_ci = pred_uc.conf_int()
# 绘图
ax = data2.plot(label=' 观察值 ')
pred_uc.predicted_mean.plot(ax=ax, label=' 预测值 ')
ax.fill_between(pred_ci.index,
                pred_ci.iloc[:, 0],
                pred_ci.iloc[:, 1], color='k', alpha=.25)
ax.set_xlabel(' 发病日期 ')
```

```
ax.set_ylabel(' 发病率 /10⁻⁵ ) ')
plt.legend()
plt.show()
```

代码运行结果见图 14-8。

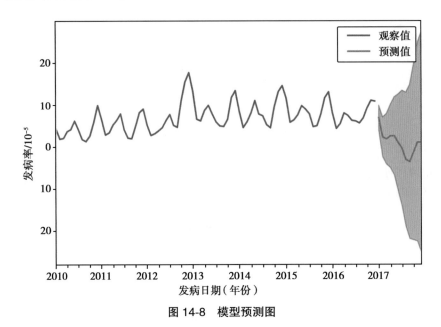

图 14-8 模型预测图

如图 14-8 所示,模型 SARIMA(4, 2, 0), (0, 1, 1) 12 预测值的可信区间随着预测时间的增加而增大,提示 ARIMA 预测短期效果较好,预测长期效果并不理想。此外,还需要注意,拟合季节性 ARIMA 模型至少需要 7 或 8 个季节周期的数据才能对季节参数进行较好的估计。